缺铁性贫血防控及铁强化酱油营养干预评估

U0300963

主　审　陈君石　丁钢强

主　编　霍军生　孙　静

编委

陈君石　　丁钢强　　张　兵

徐　娇　　杨晓光　　卫祥云

白　燕　　张　林　　黄文彪

编者

霍军生　　孙　静　　黄　建

章荣华　　魏艳丽　　王丽娟

俞　丹　　王　波

人民卫生出版社

·北京·

图书在版编目（CIP）数据

缺铁性贫血防控及铁强化酱油营养干预评估/霍军生，孙静主编.—北京：人民卫生出版社，2022.3
ISBN 978-7-117-32842-5

Ⅰ.①缺… Ⅱ.①霍… ②孙… Ⅲ.①缺铁性贫血－防治 Ⅳ.①R556.3

中国版本图书馆 CIP 数据核字（2022）第 015976 号

| 人卫智网 | www.ipmph.com | 医学教育、学术、考试、健康，购书智慧智能综合服务平台 |
| 人卫官网 | www.pmph.com | 人卫官方资讯发布平台 |

缺铁性贫血防控及铁强化酱油营养干预评估
Quetiexing Pinxue Fangkong ji Tieqianghua Jiangyou
Yingyang Ganyu Pinggu

主　　编：霍军生　孙　静
出版发行：人民卫生出版社（中继线 010-59780011）
地　　址：北京市朝阳区潘家园南里 19 号
邮　　编：100021
E - mail：pmph @ pmph.com
购书热线：010-59787592　010-59787584　010-65264830
印　　刷：天津安泰印刷有限公司
经　　销：新华书店
开　　本：787×1092　1/16　印张：12
字　　数：255 千字
版　　次：2022 年 3 月第 1 版
印　　次：2022 年 3 月第 1 次印刷
标准书号：ISBN 978-7-117-32842-5
定　　价：46.00 元

打击盗版举报电话：010-59787491　E-mail：WQ @ pmph.com
质量问题联系电话：010-59787234　E-mail：zhiliang @ pmph.com
数字融合服务电话：4001118166　E-mail：zengzhi @ pmph.com

序

《缺铁性贫血防控及铁强化酱油营养干预评估》是一本难得的好书，我向广大读者诚挚地推荐，理由如下。

首先，缺铁性贫血是一个重要的公共卫生问题，涉及婴幼儿、青少年、孕妇、老人等众多人群。尽管随着国人生活水平的提高，缺铁性贫血患病率有了明显下降，但在一些相对贫困的地区以及上述人群中，缺铁性贫血还是一个影响生长发育（特别是脑发育）、免疫功能以及劳动生产效率的重要因素。在全世界各种微量营养素缺乏（隐性饥饿）中，铁缺乏名列第一位。在中国传统的以植物性食物为主的膳食模式中，如何预防和控制缺铁性贫血是一个重要的难题。而本书提供了一种解决这个难题的有效方法，值得参考。

其次，用铁强化酱油来防控缺铁性贫血是中国的一个创举，被世界卫生组织编入了《微量营养素食物强化指南》。这至少有两个突出的创新点。一是用 EDTA 铁钠作为铁强化剂，铁吸收率高于其他铁化合物。二是以中国人广泛食用的酱油作为载体，打破了以主食作为食物营养强化载体的传统，在世界卫生组织的《微量营养素食物强化指南》中首次出现了调味品作为名正言顺的食物营养强化载体。受到了中国铁强化酱油的启发，东南亚一些国家开始了铁强化鱼露的研究和应用。

再次，本书提供了铁强化酱油有效防控缺铁性贫血的确凿证据，覆盖了中国不同地区的大部分人群，未发现不良反应，成本和效益比达到 1∶80。国家卫生行政部门多次发文推广铁强化酱油，将其作为一项有效的营养干预措施。本书最后部分的附录 1 回顾了铁强化酱油防控缺铁性贫血的发展过程，有一定趣味性，值得一读。

最后，我想强调铁强化酱油防控缺铁性贫血这一成果的取得，是社会各方共同努力的结果。在政府部门的支持和领导下，科学家的产品研发、酱油企业的产品生产、零售行业的推销、疾控系统的效果监测和宣传，缺一不可。附录 3 的"两个轮子一起转"从一个侧面说明了在解决公共卫生问题中有关各方共同合作的重要性。

中国工程院院士

陈君石

2021 年 6 月

　　微量营养素包括维生素和矿物质，均为人体必需的营养物质。微量营养素的人体每日需要量非常少，为毫克或微克水平。微量营养素存在于各类食物中，由于含量低，难以通过视觉、味觉和嗅觉直接感知，摄入不足也不易察觉，因此在日常膳食中，微量营养素的充足摄取常常被忽视。事实上，全球微量营养素缺乏人口约为 20 亿，约占总人口数量的28%，其中铁、维生素 A、碘、叶酸、维生素 D、钙、锌、硒等微量营养素存在较为普遍的人群缺乏问题。国际社会为微量营养素缺乏起了一个形象的名称，称为"隐性饥饿"。通过食物强化方式，可以显著改善居民隐性饥饿问题，例如通过加碘食盐、维生素 A 强化食用油、叶酸及铁强化的小麦面粉等营养素强化食物的应用，一些国家基本消除了碘缺乏导致的甲状腺肿、维生素 A 缺乏造成的夜盲症以及叶酸缺乏导致的新生儿神经管畸形等营养缺乏性疾病。

　　贫血是常见多发性疾病，病因复杂，其中由于营养素缺乏导致的贫血为营养性贫血，而缺铁性贫血是较为典型的营养性贫血。缺铁性贫血发生率较高，在我国约占总贫血人数的50%。缺铁性贫血造成个体疾苦和沉重的家庭医疗负担，降低学习能力和劳动能力，减少劳动收入，是导致贫困的重要因素之一。我国作为最大的发展中国家，在 21 世纪初期，全人群贫血率高达 20.1%，其中一些特殊人群如婴幼儿、孕妇和老年人贫血问题尤为严重。缺铁性贫血病因明确，可以预防治疗，但需要有效的干预行动。

　　"应用铁强化酱油预防控制中国铁缺乏和缺铁性贫血项目"就是在这样的社会需求背景下产生的。与国际社会普遍采用的强制性小麦粉铁强化方法不同的是，项目针对我国地域辽阔、人口众多、膳食多样、差异显著的特点，不进行一刀切的强制方式，保留居民对食物的选择权，创新性地提出了政府主导，建立公共卫生部门与食品生产企业合作伙伴关系，采用社会营销的方法，推动铁强化酱油市场消费，从而达到改善缺铁性贫血的目标。显然，这是一种全新的公共营养改善模式。项目负责人陈君石教授称之为"两个轮子一起转"。多年来，在这一颇具特色的推动模式下，铁强化酱油取得了多方面成就。第一，促进了我国在营养强化领域的国际交流协作，使我们了解掌握了食物强化的全球发展状况，同时也丰富了国际食物强化的经验。第二，加速了我国在铁营养研究方面的进步，项目产出的科研数据和结果，纳入世界卫生组织制定《微量营养素食物强化指南》的背景科学研究报告，同时，推动了铁缺乏筛查、贫血筛查、NaFeEDTA 强化剂、酱油中 NaFeEDTA 检测等营养和食品标准的建立。第三，铁强化酱油项目普及了铁营养知识，提高了居民的健康认识。第四，铁强化酱油项目促进了铁强化酱油的产业发展，通过在大型连锁商超设立营养强化食品销售专区，并在农村地区小商店和小超市进行铁强化酱油销售，提升了铁强化酱油的市场占有率。

铁强化酱油从科学研究到贫血干预项目已历经 24 年，总结项目积累的缺铁性贫血研究结果，对铁强化酱油干预效果进行全面评价是中国疾病预防控制中心食物强化办公室筹划已久的一项工作。本书编写过程中得到了编委会的支持和指导，陈君石院士和丁钢强所长作为主审提出了宝贵意见。本书作者均为铁强化酱油项目参与人员，在铁营养、缺铁性贫血及铁强化酱油项目方面具有研究和实践经验。书稿汇集了铁缺乏和缺铁性贫血的研究历程、代谢机制、推荐摄入量和检验及筛查标准等内容，对铁强化酱油项目实施后的贫血改善效果进行了系统分析和评价，精确阐述了铁强化酱油在我国居民贫血改善中的作用效果和成本效益。如果本书在铁营养及缺铁性贫血干预方面能够裨益读者，编者甚为欣慰。本书存在不足或错误之处，盖为主编能力不及所致，务请同道批评、指正并教诲，将感激不尽。

向陈君石院士致敬！向铁强化酱油项目的每一位参与者，表示衷心感谢！

霍军生　孙静

2021 年 6 月

目录

第一部分 | 铁缺乏与缺铁性贫血

第二部分 | 铁强化酱油评估

第一部分
铁缺乏与缺铁性贫血

第一章 缺铁性贫血的认识历程

现代营养学中，贫血定义为人体单位容积循环血液内红细胞计数、红细胞总体积或血红蛋白的含量低于正常人群的参考值。显然，贫血一词是对病症的描述，不关联病因。引起贫血的原因多种多样，特征性遗传基因、急性或慢性失血、各类疾病和营养不良都可以导致贫血。营养性贫血主要由铁、维生素 B_6、叶酸、维生素 B_{12}、维生素 A、维生素 C 等营养素缺乏导致，其中铁作为血色素主要成分，直接影响红细胞的形成和功能，铁缺乏导致的营养性贫血较为普遍，被称为缺铁性贫血。缺铁性贫血定义为体内贮存铁耗竭，血红蛋白合成减少而引起贫血的营养缺乏病。通常的检验方法可以诊断贫血，但确定贫血类型较为困难。有专家指出，通过发病原因、血液特征和病症等给出命名的贫血有 400 多种，其中绝大部分属于较为少见的临床重症。营养性贫血，特别是缺铁性贫血是发生率最高的贫血。全球营养报告认为，目前全球范围内，约有 20 亿人口存在贫血问题，即约 28% 的全球人口受到贫血的危害。

第一节 铁缺乏的发现

铁缺乏（iron deficiency，ID）是较为常见的营养素缺乏现象，铁缺乏导致缺铁性贫血（iron deficiency anemia，IDA）。ID 与 IDA 有所差别，因此讨论 ID 时，应与 IDA 区别。IDA 最为明显直观的表征是皮肤极度苍白，身体疲乏无力。然而贫血作为这些表征的具体原因，很少在早期医学著作中提及，这可能是因为贫血和苍白在许多严重疾病的晚期都很常见。如今，ID 可以通过生物化学或骨髓染色方法进行检测，而贫血可以通过血红蛋白（hemoglobin，Hb）浓度常规快速测量来确诊，但遗憾的是，这些检验方法是现代技术方法，在漫长的历史进程中，ID 和贫血都没有统一而精准的方法来检测并诊断。直到 20 世纪 30 年代，饮食铁摄入不足导致铁缺乏才被确认为是小细胞低色素贫血发病的原因。虽然缺铁也可以导致健康危害，但缺铁而无贫血的营养不良状况通常被忽视，得不到临床医生和铁缺乏者的重视。

一、史前人类的铁缺乏

早期人类会受到 ID 或 IDA 的影响吗？考古研究的基本结论是，在旧石器时代 ID 和 IDA 较为罕见，到新石器时代和青铜器时代已经普遍发生，发生率与现代基本相同，甚至超过现代。颅骨和眉骨化石中的多孔骨肥厚现象是鉴别史前人类 ID 和贫血的方法。旧石器时代到史前人类的骨骼遗骸观察发现，颅骨多孔性肥厚（porotic hyperostosis）和眶顶壁筛状眶（cribia orbitalia）造成质地紧密的颅骨和眉骨的生理性损伤，表现为外壁变薄，甚至出现毛发状外表。由于有遗传性贫血的人骨会出现这种现象，因此，研究者认为产生这种现象的原因是遗传性贫血，如地中海贫血和镰刀型红细胞贫血。然而考古研究发现该现象在遗传性贫血低发的北欧和北美地区也普遍存在，部分考古遗址发现婴幼儿骨骼的多孔肥厚和变形现象，从而认为继发性贫血如缺铁性贫血也是该现象的成因。这一推断得到了较多证据支持，例如从采集狩猎向农耕文明变迁时，食物铁含量有所变化。玉米作为广泛种植的农耕作物，在全球广泛传播，由于玉米铁含量较低，且不易吸收利用，从而引发颅骨多孔性肥厚发生率普遍增加。病原感染和寄生虫侵染也可以导致失血性贫血，被认为是骨骼多孔肥厚及变形的主要原因，并且会加剧 ID 和 IDA 的影响，这可以解释 18 世纪和 19 世纪伦敦贫瘠地区居民高发多孔骨肥厚现象。骨骼内有大量骨髓，是人体造血的场所，ID 和 IDA 会刺激造血干细胞、原红细胞、幼红细胞及网织红细胞数量的增加，人体的造血系统会发生明显变化，进而引起骨骼变化。

二、铁缺乏

铁缺乏症状的表现与缺铁性贫血较为一致，是非特异性的，主要表现为疲劳、嗜睡、食欲不振、情绪低落、面色苍白、用力时呼吸困难。但铁缺乏有一个典型特征——凹甲，这个描述词源自卡兹尼尔森在 20 世纪的记述，凹甲在古代被称为"利德尼手"（Lydney hand）。这个名字来源于英格兰格洛斯特郡的利德尼公园（Lydney Park）。公园中有一个罗马铁矿遗址，其旁边的凯尔特神龛中出土了一个祭祀状青铜前臂模型，其指甲是勺子形状，表明了祭祀者是缺铁的。

在 20 世纪以前，铁的生物作用研究基本与血液相关。Lemery 和 Geoffroy 在 1713 年以及 Menghini 在 1747 年均发现将血液烧成灰烬后，其中有被磁石吸引的颗粒，进而推测血液中含有铁。1917 年 Lusk 论述美国家庭每天摄入 7～35mg 的铁，并认为这个量满足需要。吉森大学（University of Giessen）有机化学教授 Justus von Liebig（1803—1873）是许多元素及其作用的发现者，为矿物元素的营养研究作出了巨大贡献。但他崇高的学术地位使其在矿质元素营养方面某些错误的认识，阻碍了人们对膳食缺铁营养的进一步探索。Justus von Liebig 对动物物理化学系统进行了广泛而详细的研究，开创了生物化学学科。他认为，人体中的矿物质来自植物性食物，植物吸收土壤中无机元素，将其转化形成有机化合物并被人体利用，无机铁不能被利用，这一观点被广泛接受并被传播。直到 1906 年，柯蒂斯还写道："植物可以把无机元素制造成有机物，而动物却根本做不到这一点。"Russell Henry Chittenden（1856—1943）是美国生理学会的创始人之一，认为饮食中的无机盐类除了沉积在骨骼和牙齿中，没有直接的营养作用，仅仅是"营养的辅助物"。

巴塞尔大学（University of Basel）生理化学教授 Bunge（1844—1920），对 Justus von Liebig 关于无机铁与营养无关的观点表达了怀疑，他认为膳食中无机铁摄入不足会导致贫血，因而被尊为是 IDA 的发现人。但他关于铁营养的论著有些逻辑混乱，还未形成理论，一方面他认为缺铁会导致贫血，另一方面认为"很难想象饮食中的铁会少于人体日常的需要"。Bunge 研究发现母乳中的铁含量非常低，而新生婴儿肝脏和肾脏中的铁含量远远高于年龄较大的婴儿、儿童和成人。他发现菠菜、蛋黄、牛肉、苹果和扁豆中含有高浓度的铁，认为麸皮中的铁不能被有效利用，否则全麦面包会比白面包更流行。令人惊讶的是，他还指出，肉类中血红蛋白的铁吸收很差，这与今天关于血红蛋白中卟啉铁是吸收率较高的铁的科学结论完全相反。

Bunge 认为没有任何食物富含足够的铁可以有效治疗缺铁。Bunge 对铁盐治疗低色素贫血和萎黄病提出质疑，呼吁要以实验证据为基础。"仅谈经验是不够的，我们必须知道的更清楚，严格控制的实验在哪里？统计数据又在哪里？"。

Bunge 的学生 Aberhelden 最终证明了无机铁可以从胃肠道吸收，但这种观点普及的十分缓慢。虽然血红蛋白制剂治疗缺铁已经有较长的历史，1923 年 Hutchison 仍指出"血红蛋白及其衍生物中所含的铁吸收较低"。Hutchison 对喂食肉类的狗比喂食牛奶的狗体内含铁更多的试验进行讨论，他得出了一个不合逻辑的结论，环境本身提供了足够的铁，专门为人或狗补充铁是不必要的。与此同时，Helen Mackay（1881—1965）在第一次世界大战后的维也纳为她的《婴儿贫血的概念改变》一书收集了大量数据，她认为补充铁是十分必要的。

铁营养作用的研究经历了漫长的历程，铁缺乏至今仍然是全球性的营养问题，但对铁代谢机制的认知已深入到分子水平，与早期的经验认识发生了巨大的变化。

三、铁摄入量的变化

多数人可能认为，历史上膳食铁的摄入状况不如当今。19 世纪 60 年代，美国内战导致兰开夏郡棉花工业大萧条，贫困和饥荒蔓延。1863 年，Edward Smith（1818—1874）被派去调查棉纺厂工人饮食，以确定在失业人员中最少需要多少食物来避免饥饿，后来他将调查范围扩大到包括来自约维尔、麦克尔斯菲尔德和伦敦的 741 个工人家庭。

1970 年 Barker 研究了 Smith 的数据记录，并将其与 1965 年以来英国工人家庭食品消费支出调查数据结果，以及 20 世纪 30 年代城市弱势群体营养素摄入量调查数据进行比较。Barker 的研究结果显示，19 世纪 60 年代铁的摄入量高于 20 世纪 30 年代和 60 年代。19 世纪 60 年代，从事室内劳作的工人的铁摄入量约为每日 12.5mg，露天环境工作的工人约为每日 15.9mg，比 20 世纪 30 年代城市弱势群体的饮食中多出 50%。为此，Barker 认为，19 世纪 IDA 流行的原因是铁吸收低下或铁代谢紊乱，而不是因为铁摄入量不足，这从侧面反映了 19 世纪欧洲饮食中植酸盐（铁吸收抑制剂，抑制铁吸收）含量较高且感染普遍发生。

四、铁相关疾病的发现

在过去的 150 年里，与缺铁有关的疾病研究发现可谓跌宕起伏。从 17 世纪到 20 世纪初，许多临床医生就曾关注过萎黄病。萎黄病、低胃酸、小细胞性贫血和食管蹼吞咽障碍都属于缺铁和缺铁性贫血的表征，随着人类医学水平的不断发展，对其认识也更加全面多样。虽然，过度关注这些临床特性一定程度上掩盖了潜在的营养问题。但是随着儿科的发展，饮食中铁元素对预防小细胞低色素性贫血的重要性得到了证实。而现在临床上常见的中年妇女低胃酸低色素性贫血在历史上并不常见。

普卢默 - 文森综合征 / 布朗凯利 - 帕特森综合征（Plummer-Vinson/Brown Kelly–Patterson syndrome）由于 Brown Kelly 和 Patterson 于 1919 年最早在文献中描述了食管蹼吞咽障碍病症，因而以 Plummer-Vinson 命名存在争议。从 Plummer-Vinson 的信函中可以确定，他们当时描述的是癔病中的吞咽障碍，而非食管蹼吞咽障碍。另外，1931 年 Witts 和 Davies 从科学角度研究观察到小细胞贫血与吞咽困难和食管蹼相关，并给予了更为准确的描述。

1992 年 Logan 考证认为，命名争议没有意义，如果按时间，Baillie 早在 1793 年就首次描述食管蹼造成吞咽障碍的病症。食管蹼是指引起食管腔梗阻的黏膜隔，缺铁性贫血是其引发因素，因而普卢默 - 文森综合征也被称为缺铁性吞咽障碍，铁缺乏导致吞咽障碍是一个不同寻常的发现。1964 年 Elwood 等人对一个威尔士村庄进行了吞咽困难和普卢默 - 文森综合征的筛查，发现普卢默 - 文森综合征患者的血红蛋白和平均红细胞血红蛋白浓度（mean corpuscular hemoglobin contentration，MCHC）水平显著低于其他患者。目前的观点是，缺铁导致口腔、食管和胃黏膜上皮异常。1996 年 Pippard 认为普卢默 - 文森综合征是食管异常的一种形式，其他类型的食管异常受到多种因素的影响，与胃壁细胞抗体、胃酸缺乏症及口腔炎症有关，而且通过单纯铁治疗效果不佳。1994 年 Chen 认为慢性缺铁是导致普卢默 - 文森综合征的诱因，而普卢默 - 文森综合征在全球范围内发病率不断下降，与缺铁和贫血在高风险人群中筛查，并提供充足且更易吸收的膳食铁干预有关。

对缺铁性贫血的认识，Helen Mackay 在伦敦东部进行的婴幼儿观察研究作出了巨大贡献。Helen Mackay 是第一位获得伦敦皇家医师学院（Royal College of Physicians of London）奖学金的女性，她在第一次世界大战后的维也纳工作。20 世纪 20 年代，她研究了伦敦东部的婴儿，以确定不同时期婴儿的正常血红蛋白值。Helen Mackay 观察到，新生儿在出生时显示出高血红蛋白水平，从出生到 2 个月左右逐渐下降，然后趋于稳定，6 个月后开始进一步下降。虽然较大婴儿的低血红蛋白在非母乳喂养的婴儿中似乎比母乳喂养的婴儿更常见，也更严重，但两种喂养方式均导致 6 个月后血红蛋白水平降低、小细胞低色素血症增多，其中出生体重较轻的婴儿下降最明显。由于尚不清楚这些发现是否反映了正常的生理功能，Helen Mackay 进行了进一步的干预治疗试验。

在早期的研究中，Helen Mackay 发现来她诊所就诊的婴儿在接受感染治疗和补充牛奶后体重增加。这些干预措施并没有阻止血红蛋白水平的下降。然而，补充铁盐却产生了巨大的变化。较大婴儿贫血（即出生后生理下降），可在 6 个月后开始补充铁预防，补充铁的婴儿与未补充铁的婴儿相比贫血发生的概率有所降低。Helen Mackay 也注意到补充了铁的婴儿看起来更健康。补充铁的婴儿呼吸道感染、腹泻和发热人数明显少于未补充铁的婴儿，仅为未补充组的 50%。

在 1925—1927 年间，她给伦敦的婴儿喂母乳、牛奶或配方奶粉，不加任何其他营养素补充剂，进行光照疗法或补充铁剂，但是未对受试的婴幼儿进行随机抽样和全程对照观察。Helen Mackay 的试验与现在的金标准随机安慰剂对照研究相比，存在明显不足。然而，Helen Mackay 的研究发现了婴儿血红蛋白变化的规律，并证明了早产儿的营养脆弱性。她得出了非常明确的结论，即婴儿贫血是由于饮食中缺铁引起的，可以通过铁疗法消除。她的建议是，从婴儿出生后的几个月开始，非母乳喂养的婴儿应该额外补充铁，因为补铁可以维持婴儿较高水平的血红蛋白。现今，欧盟和许多国家地区的法规要求非母乳喂养婴儿的配方产品中都要补充铁和其他维生素。

Helen Mackay 的研究最终把缺铁和 IDA 联系在一起，确定了饮食中需要充足的铁，并描述了正常婴儿血红蛋白水平变化的复杂性。至此，膳食铁的摄入量，胃肠功能、其他营养素和其他病理对铁的吸收和代谢的影响都成为铁缺乏和缺铁性贫血的研究内容。在婴儿配方奶粉和早餐谷物进行营养添加时，我们认识到全球人口中那些普遍存在的营养弱势群体，包括富裕国家的人群，营养不足也是普遍存在的。但我们仍然忽视缺铁对弱势群体的危害有多大，铁与许多新陈代谢过程密切相关。Oppenheimer 认为缺铁，无论是否伴有贫血，对免疫过程、生长和认知功能的具体影响仍不清楚。我们还认识到，过量的膳食铁和不适当的补铁会引发不必要的自由基活动，从而产生不良影响。然而，在世界范围内，铁营养的主要临床关注仍然如上述描绘铁的作用那样，即在弱势群体中识别、治疗和预防贫血。

第二节　贫血的发现

贫血（anemia）一词在 19 世纪以后才出现并逐步使用。但较早的医学书籍中对有些病症的描述与现在的贫血表征颇为相似。中国的中医学中没有贫血一词，但从记载的患者所呈现的症候，诸如面色淡白或萎黄，唇舌爪甲色淡，头晕眼花，心悸多梦，手足发麻，妇女月经量少、色淡、经闭，脉细等，与面色苍白、身倦无力、心悸、气短、眩晕、精神不振等贫血的症状较为相似。因此中医的阴虚、血虚、虚劳亡血等表述不仅表明我国古代存在贫血症，同时也说明中医对贫血的探索，并发展出关于贫血的理论和治疗方法。

一、萎黄病

欧洲在 16 世纪就出现了萎黄病（chlorosis）一词，也称绿病（green sickness），被描述为"与少女胃肠道和月经失调相关的苍白萎靡"。《牛津英语词典》（1993 年）收录了 19 世纪早期"萎黄病"的定义，即萎黄看起来像植物正常的绿色部分进行漂白或正常的苍白部分进行染绿。这些描述难以将萎黄病与贫血关联，因为现在贫血患者看起来苍白，但并不是绿色的。对此 Hirsch 等学者认为，医书上对萎黄病描述中，最突出特征是皮肤苍白且萎靡无力，而当时人们可能用绿来形容这种状态。萎黄病或绿病的记载同样也说明欧洲先民存在贫血症。

John Coakley Lettsom（1744—1815）在其著作中将萎黄病描述为面色苍白、心悸、呼吸困难、外观浮肿、食欲不振、倦怠和闭经等症状，其中除了闭经很难用贫血解释外，其他描述与现在对贫血表述基本一致。那个时代，认为萎黄病是年轻女性特有的疾病，甚至直接称之为处女病，认为她们待在室内，缺乏阳光、新鲜空气和运动，加上性欲旺盛或纵欲，从而产生萎黄病或绿病。

18 世纪末，血液显微观察、红细胞计数技术已普及，血红蛋白已可以检测，虽然检测的准确性较低，Gabriel Andril（1797—1876）通过显微镜观察，发现并报告萎黄病患者血液中存在红细胞体积较小的现象。研究者一度采用血细胞计数观察萎黄病与血细胞的关系。然而 19 世纪后期，医生们发现一些中年妇女食欲不振、胃萎缩、胃酸低等胃部疾病与单纯性低色素贫血往往同时出现，这引发了一场关于单纯性低色素贫血是否是一种特有疾病的长期争论。客观上导致贫血的探索更多关注于胃肠道生理的研究。Taylor 和 Wells 作为这种认识的代表学者，认为贫血缺乏病理学依据，可能是不良饮食卫生习惯导致的胃部疾病所致，而且通过新鲜空气、适宜的食物以及运动锻炼，会使病情恢复。贫血与低胃酸相伴随，曾长期困扰贫血研究。一些学者认为低胃酸只是贫血中的一些特例，另一些学者则认为低胃酸是贫血的原因，但无法解释低胃酸究竟如何造成贫血。

1895 年 Stockman 采用血液显微观察、红细胞计数方法，发现 63 个萎黄病患者的红细胞体积普遍较小，计数低，存在畸形现象，血红蛋白含量较低，且有 50% 以上贫血病患者存在消化不良。为此他认为之前的研究并未发现萎黄病的直接原因。Stockman 观察到 15 个患者平均铁摄入量为 6～8mg/d，而 2 个低胃酸女孩日平均铁摄入量分别为 2.6mg/d 和 1.2mg/d。Stockman 的结论是月经过度和饮食中铁的摄入量较低是萎黄病的直接原因。虽然这一观点仍然把萎黄病和女性联系在一起，但已经引领贫血研究走向正途。

即使在 Stockman 之后，把年轻女性性欲望和纵欲作为萎黄病原因的认识还长期存在，1907 年 Weber 认为年轻女性生殖器官变化引起了暂时性造血功能障碍。1795 年 Lettsom 将萎黄病归因于紧身衣，认为紧身衣这种社会现象，束缚腰身，约束行为，使年轻女性身体变化、进食减少并容易感染，最终导致萎黄病。甚至到 1980 年，Wintrobe 还评论说，19 世纪末萎黄病的消失更多地归因于紧身衣消失，而不是任何经济或环境变化。19 世纪之前，萎黄病一词频繁使用，但到 20 世纪初，该词逐渐消失了，取而代之的是没有歧视且更为科学的贫血一词。

二、贫血

19 世纪末期，研究者注意到贫血往往伴随低胃酸，这引起了学术界的关注。

Wintrobe 和 Beebe 总结了 20 世纪 30 年代初对贫血的理解，认为"有迹象表明，单纯性低色素贫血的发生，是因为身体无法产生足够的血红蛋白满足身体需要，或由于饮食中提供的血液建筑材料不足或没有得到充分利用，无法弥补正常的失血"。人们再一次回到对贫血的本质质疑，低色素贫血是一个确定的疾病过程吗？当时已经是微量营养素缺乏被认知的时代，对铁代谢和血液的研究进展已足以可以将二者结合到一起来讨论。

1931 年，Davies 和 Witts 的论文报告了铁在成人贫血症中的作用。Davies 还揭示了铁缺乏的其他症状，如皮肤和上皮结构，包括指甲、舌头和食管的变化，以及铁剂治疗对妇女贫血的改善效果，这其中就包含了对低胃酸的治疗效果。他认为铁缺乏导致了胃萎缩和低胃酸，而不是反过来。其结论是铁缺乏导致低胃酸，而低胃酸又会影响铁吸收，最终血红蛋白减少引发贫血。这些问题的根本原因是铁，通过补充铁可以治疗贫血。Witts 则纠结于将慢性小细胞贫血归结为膳食缺乏性疾病，但也将贫血解释为血液中游离铁减少，导致血红蛋白减少。他认为，不能把贫血仅仅归咎于膳食，但承认许多妇女不能从膳食中获得足够的铁。他还提出了低胃酸导致低色素贫血的途径，即胃酸缺乏会引起食欲不振、胃中游离酸的缺乏会影响铁的吸收以及体质虚弱常与贫血有关。1961 年 Jacobs 对铁缺乏与低胃酸的解释是，正常的线粒体功能依赖于充足的铁。缺铁时，上皮细胞中线粒体酶受到影响，难以维持正常的能量代谢，从而受损，随后表现为口腔、食管和胃黏膜受损。铁缺乏导致低胃酸这一结论结束了贫血研究中的一个长期困扰。

回顾历史，贫血对个人，特别是对女性的健康造成严重的危害，甚至成为女性歧视的帮凶。萎黄病在很长的历史过程中被认为是女性特有的症状。因为贫血会导致极度虚弱、身体不适、精神萎靡，甚至错乱，在古代经常被诊断为歇斯底里或癔病，而遭受非人待遇。在社会习俗中，贫血女性的虚弱被认为是为了引起别人关注的伪装，或逃避劳作的借口，甚至被认为是过度淫乱的表现。欧洲早期甚至认为是处女膜干扰了经血流动，曾出现放血或破坏处女膜的治疗方法。不禁让人唏嘘感慨。

科学的进步让人们了解到，女性的月经会导致定期大量失血，流产和分娩也会导致严重失血，子宫内膜异位或子宫肌瘤等女性疾病也可导致严重的机体内部失血，这就是为什么社会发展到现在，女性仍然是贫血高发人群、承受贫血及相关疾病负担的原因。相比女性贫血，同样让人痛心疾首的是作为贫血高发人群的婴幼儿、学龄前儿童和高龄老年人，其贫血问题长期被社会忽视。如今，贫血仍然是全球性公共卫生问题和临床医学问题，数以亿计的妇女、儿童、老年人和疾病人群，正在遭受贫血带来的痛苦，社会为此付出沉重的经济负担。

第三节　缺铁性贫血的发现

一、铁治疗贫血

虽然早期没有人意识到，铁缺乏是贫血的主要原因，但在治疗萎黄病中使用铁已经是几个世纪以来的普遍做法。得名于罗马专业工作者 chalybeate 的卡律贝斯铁矿水，被认为具有治疗作用。许多英国温泉小镇声名远扬，其中一些古老的浴室是从罗马时期保留下来的，但其声名主要归功于卡律贝斯铁矿温泉。Sydenham（1624—1689）倡导使用一种被称为"糖化剂"的制剂来治疗贫血。糖化剂做法是将铁屑在莱茵酒中长时间浸泡，再经过滤、加糖、煮制成黏稠的糖浆。富铁水（chalybeate water）也是备受推崇的萎黄病治疗方法，其名字来源于比利时一个温泉浴，该温泉浴为英国人度假建造，享有健康度假胜地美誉，宣称对萎黄病治疗特别有效。据报道，富铁水的碳酸铁含量在 0.07‰ ~ 0.27‰。

1832 年，Blaud 推出了含有 1.39g 硫酸亚铁和 0.1g 碳酸钾的药丸，这些药片被广泛推荐用于治疗萎黄病和其他疾病。最初的药片含有 64mg 的铁，但后来专门在药片中添加砷，当时认为铁加砷的治疗效果更好，这种方法一直延续到了 20 世纪 30 年代。但在过程中，一些学者对此方法提出严肃质疑，其代表人物是有机化学家 Bunge。这些质疑不仅影响了铁片剂的应用，也在很大程度上延缓了对缺铁性贫血的科学探索。

二、血红蛋白与贫血

尽管富铁水的应用较早，但铁在血红蛋白和红细胞形成及功能方面的作用却又经过了几个世纪才被认识到。Swammerdam（1637—1680）在 1658 年发现了青蛙血液中存在十分微小的球状物，而 Malpighi（1628—1694）4 年后也发现了类似的现象，随后 Leeuwenhoeck（1632—1723）用显微镜观察血液并对血细胞进行记录和描述，但仍不了解这些球状体或细胞的作用。William Harvey（1578—1637）于 1628 年提出了血液循环的学说，实现了对血液的重新认知。Malpighi 利用青蛙实验证明了肺中存在毛细血管循环。Richard Lower（1631—1691）提出红细胞携载空气中非氮成分，遗憾的是，他的发现并未引起重视。之后，Antoine Lavoisier（1743—1794）发现血液在氧化作用下由深紫色变为鲜红色，但直到 200 年后，德国生物化学家 Felix Hoppe-Seyler（1825—1895）才通过吸收光谱法，发现了血红蛋白，一种由蛋白质和血红素组成的复合体。Stokes（1819—1903）发现血红蛋白在氧的作用下可以呈现两种可相互转换的形态。Paul Ehrlich（1854—1915）发明苯胺血斑膜染色法，使得血液细胞形态观察成为可能，从而诞生了现代血液学。

红细胞计数技术出现于17世纪，细胞染色技术出现在18世纪末期，而血红蛋白的测定技术在20世纪才逐渐成熟。这就是为什么缺铁性贫血一直得不到认识的原因。现在我们知道，即便血红细胞较小，血红蛋白含量较低，红细胞计数通常仍然接近正常值，因此仅靠红细胞计数很难判断是否贫血。

第二章　铁营养

铁（iron）是一种金属元素，占地壳含量的 4.75%，仅次于氧、硅、铝，位居地壳含量第四。铁原子序数为 26，平均相对原子质量为 55.845。纯铁是白色或者银白色的，有金属光泽。熔点 1 538℃、沸点 2 750℃，能溶于强酸和中强酸，不溶于水。铁有 0 价、+2 价、+3 价、+4 价、+5 价和 +6 价，其中 +2 价和 +3 价较常见，+4 价、+5 价和 +6 价少见。自然界的铁有四种稳定性同位素，分别为 ^{54}Fe、^{56}Fe、^{57}Fe 和 ^{58}Fe，其天然丰度为 5.8%、91.72%、2.2% 和 0.28%。铁还有 9 种放射性同位素，较为常见的有 ^{53}Fe、^{55}Fe 和 ^{59}Fe。^{55}Fe 和 ^{59}Fe 半衰期分别为 2.7 年和 44.5 天，可用作动物试验的铁示踪研究。

铁及含铁产品在生活中随处可见，具有悠久的使用历史。铁的游学性质活泼，极易氧化，通常以 FeO、Fe_2O_3 和 Fe_3O_4 形式存在，为 +2 价或 +3 价铁。

人体中也含有铁元素，且具有重要的生理功能。铁是合成血红蛋白（Hb）和肌红蛋白的原料，并参与氧和二氧化碳的运输；是细胞色素酶、过氧化氢酶、过氧化物酶等的重要成分，参与组织呼吸，促进生物氧化还原反应；维持免疫系统的正常功能，维持中枢神经系统的正常功能。铁在人体中约为 3～5g。机体中的含铁化合物分为两类：功能铁，指已知发挥代谢或酶促功能的铁；贮存铁，指身体中储备和转运过程中尚未发挥功能的铁。机体内功能铁占比较高，约 2/3 存在于血红蛋白中，约 3% 存在于肌肉组织的肌红蛋白中，约 1% 存在于含铁酶类之中，其余为贮存铁。男性机体中总铁量约 1/3 是贮存铁，而女性只有约 1/8 的铁以贮存铁形式存在。

铁缺乏是最常见的营养素缺乏症和全球性健康问题。铁缺乏降低肌肉对能量的获取，从而降低运动能力和工作效率；降低免疫功能，增加感染的死亡率；铁缺乏严重会导致贫血。据世界卫生组织（WHO）2001 年报告，全球超过 20 亿人患有缺铁性贫血，铁缺乏的流行在发展中国家尤其严重。

铁过量（iron overload）又称铁负荷过多，是指由于铁的供给超过铁的需要，而引起体内总铁量过多，广泛沉积于人体一些器官和组织的实质细胞，常伴有纤维组织显著增生，导致多脏器功能损害。

第一节　铁代谢

成人体内含铁 4～5g，约占人体质量的 0.004%。贮存铁约占总铁含量的 30%，主要以铁蛋白和含铁血黄素的形式存在于肝、脾和骨髓中。铁在体内主要作为血红蛋白、肌红蛋白的组成成分参与氧气和二氧化碳的运输，铁是细胞色素系统、过氧化氢酶和过氧化物酶的组成成分，在呼吸和生物氧化过程中起重要作用。铁与红细胞形成和成熟有关，在骨髓造血组织中，铁进入幼红细胞内，与卟啉结合形成血红素，后者再与珠蛋白结合成血红蛋白。缺铁时，新生的红细胞中血红蛋白量不足，甚至影响 DNA 的合成及幼红细胞的分裂增殖，还可使红细胞寿命缩短、自身溶血增加。

一、机体内铁的存在形式

体内铁分功能铁和贮存铁。

（一）功能铁

功能铁约占 65%～70%，它们大部分存在于血红蛋白和肌红蛋白中，少部分存在于含铁的酶和运输铁中。

人类的红细胞是双面凹的圆饼状，边缘较厚，中间较薄。红细胞这种特殊形状造成较大的比表面积，可以最大限度地从周围摄取氧气，进而有利于氧气以及二氧化碳的携载。红细胞的直径通常是 6～8μm，同时还具有柔韧性，这使得它可以通过毛细血管并释放氧分子。成人体内约有（2～3）×10^{13} 个红细胞，女性约为（400～500）万 /μL 血液，男性约为（500～600）万 /μL 血液。女性周期性生理出血可能是导致女性红细胞数量少于男性的原因。成熟的红细胞是无核的，这意味着它们没有 DNA。红细胞有少量线粒体，它们通过糖酵解途径，即无氧呼吸合成并提供能量。红细胞在骨髓中合成，由骨髓基质细胞，经过造血干细胞、多能造血干细胞、骨髓原始细胞（髓系祖细胞）转化生成，过程中需要氨基酸、脂肪、碳水化合物以及铁、叶酸、维生素 B_6、维生素 B_{12}、促红细胞生成素（EPO）等多种营养素和物质参与（图 2-1）。

红细胞内所含的血红蛋白占红细胞总量的 30% 以上。血红蛋白是高等生物体内负责运载氧的一种蛋白质，动物血红蛋白分子质量约为 64 000 道尔顿，含铁量约为 0.35%。人体内的血红蛋白由四个亚基构成，分别为两个 α 亚基和两个 β 亚基，在与人体环境相似的电解质溶液中血红蛋白的四个亚基可以自动组装成 $\alpha_2\beta_2$ 的形态。血红蛋白的每个亚基由一条肽链和一个血红素分子构成，肽链在生理条件下会盘绕折叠成球形，把血红素分子环抱在内，这条肽链盘绕成的球形结构又被称为珠蛋白。血红素分子是一个具有卟啉结构的小分子，在卟啉分子中心，由卟啉中四个吡咯环上的氮原子与一个亚铁离子配位结合。珠蛋白肽链中第 8 位的一个组氨酸残基中的吲哚侧链上的氮原子从卟啉分子平面的上方与亚铁离子配位结合，当血红蛋白不与氧结合的时候，有一个水分子从卟啉环下方与亚铁离子配位结合，而当血红蛋白载氧的时候，就由氧分子顶替水的位置（图 2-2）。血红蛋白由珠蛋白和亚铁血红素组成，血液呈现红色就是因为其中含有亚铁血红素的缘故。血红蛋白可以在肺部或腮部临时与氧气分子结合，该分子中的 Fe^{2+} 在氧分压高时，与氧结合形成氧合血红蛋白（HbO_2）。在氧分压低时，又与氧解离，在身体组织中释放出氧气，成为还原血红蛋白，由此实现运输氧的功能。血红蛋白也可以运送由机体产生的二氧化碳，但运量不到氧气总量的2%，更多的二氧化碳由血浆排出。血红蛋白中Fe^{2+}如氧化成Fe^{3+}，称为高铁血红蛋白，则丧失携带氧气的能力。血红蛋白与一氧化碳的亲和力比氧大210倍，在空气中一氧化碳浓度增高时，血红蛋白与一氧化碳结合，因而丧失运输氧的能力，可危及生命，称为一氧化碳中毒。

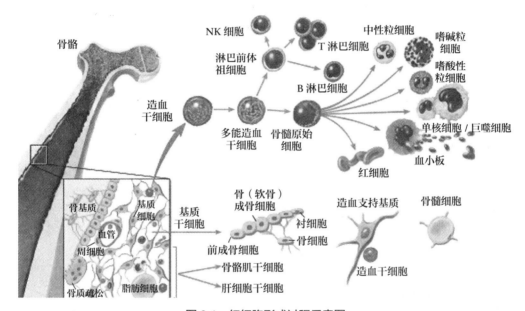

图 2-1　红细胞形成过程示意图

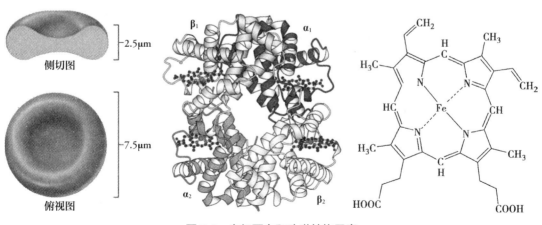

图 2-2　血红蛋白和卟啉结构示意

注：左图为红细胞形态及直径和厚度；中图显示四个蛋白亚基组成的血红蛋白和结合在其中的铁卟啉；右图显示卟啉与铁的结合形态。

红细胞不断新生和凋亡，同位素实验证明其寿命为 100 ～ 120 天。由于红细胞没有细胞核以及细胞器，无法自我复制，也无法长期维持自身结构。身体内每天红细胞破坏凋亡量约 1%，约为（4 ～ 5）万 /μL 个红细胞，需合成出新的红细胞进行补充。人体正常状况下每小时可合成 5 亿个细胞，可以及时补充所需的红细胞，但当红细胞合成条件不充分时，如机体未分泌 EPO 并且缺乏铁、叶酸、维生素 B_{12} 等营养素时，红细胞的数量会减少，使外周血液中红细胞数量不足或血红蛋白浓度下降，从而引发贫血。红细胞主要在脾脏及肝脏的网状内皮系统中破坏分解，血红蛋白变为胆红素、血球蛋白和铁。血浆的颜色就是由胆红素构成，因此血红蛋白变为胆红素这一过程使血浆变为淡黄色。胆红素与白蛋白结合，运往肝脏，经处理后，以胆汁的形式排出。释出的铁离子大部分被保留，可用于血红蛋白的再合成。同时血球蛋白可分解为氨基酸，用于蛋白质的再合成。

肌红蛋白（myoglobin，Mb）是由一条肽链和一个血红素辅基组成的结合蛋白，是各类肌肉细胞内储存氧的蛋白质。相对分子质量为 16 700，含 153 个氨基酸残基。除去血红素的脱辅基肌红蛋白称珠蛋白，它和血红蛋白的亚基 a- 珠蛋白链和 P- 珠蛋白链在氨基酸序列具有明显的同源性，它们的构象和功能也极其相似。

细胞色素是一类以铁卟啉（或血红素）作为辅基的电子传递蛋白。细胞色素作为电子载体，传递电子的方式是通过血红素辅基中铁原子的还原态（Fe^{2+}）和氧化态（Fe^{3+}）之间的可逆变化实现。任何一类细胞蛋白，例如血红素蛋白，在细胞能量转移中都起着极为重要的作用。人体中细胞色素可按其吸收光的波长分为 a、b、c 三类，已鉴定出至少 30 种不同的细胞色素。卟啉环以四个配价键与铁原子相连，形成四配位体螯合的络合物，一般称为血红素。根据血红素辅基的不同结构，可将细胞色素分为 a、b、c 和 d 类。卟啉环上的侧链取代基为 4 个甲基，2 个乙烯基和 2 个丙酸基，与血红蛋白、肌红蛋白辅基的结构相同。

a 类细胞色素辅基的结构是血红素 A，其与血红素的不同之处在于卟啉环的第八位上以甲酰基代替甲基，第二位上以羟烯基代替乙烯基。细胞色素 a3 可将电子直接传递给氧，因此又称为细胞色素氧化酶。

b 类是指一类膜结合的血红素蛋白，辅基是原血红素即铁 - 原卟啉Ⅸ，参与电子传递。

c 类细胞色素的辅基是血红素以其卟啉环上的乙烯基与蛋白质分子中的半胱氨酸巯基相加成的硫醚键共价结合。其他各类细胞色素的辅基都是以非共价键与蛋白相结合。

d 类细胞色素仅在细菌中发现，它的辅基为铁二氢卟啉，与其他细胞色素不同。

还原状态的细胞色素在可见光区具有特征性的光吸收带：α 带、β 带、γ 带（或称吸收带）。通常 a 类细胞色素的 α 吸收带位于 598 ～ 605nm；b 类的最大 α 吸收带在 556 ～ 564nm；c 类在 550 ～ 555nm；d 类为 600 ～ 620nm 之间。

含铁酶在人体中普遍存在，涉及电子转移过程。主要包括：还原酶类如核苷酸还原酶、硝酸盐还原酶、亚硝酸盐还原酶等；氢化酶和过氧化物酶类包括细胞色素过氧化物酶、髓过氧化物酶等；氧化酶类包括细胞色素 c、氧化酶等以及水化酶类等。这些大多数是血红素酶，还有很多重要的含铁酶不是血红素酶。

转铁蛋白又名运铁蛋白（transferrin，TRF）是血浆中主要的含铁蛋白质，负责运载由消化道吸收的铁和由红细胞降解释放的铁。以 TRF-Fe^{3+} 的复合物形式进入骨髓中，供成熟红细胞的生成。血浆中 TRF 水平可用于贫血的诊断和对治疗的监测。在缺铁性的低血色素贫血中 TRF 代偿性合成增加，水平升高，但其铁的饱和度会显著下降，低于正常值（30%～38%）。相反，如果贫血是由于红细胞对铁的利用障碍，如再生障碍性贫血，则血浆中 TRF 正常或低下，但铁的饱和度增高。在铁负荷过量时，TRF 水平正常，但饱和度可超过 50%，甚至达 90%。TRF 在急性时相反应中往往降低。因此在炎症、恶性病变时常随着白蛋白、前白蛋白同时下降。在慢性肝疾病及营养不良时亦下降，因此可以作为营养状态的一项指标。

血清转铁蛋白受体（serum transferrin receptor，sTfR）是通过细胞表面受体的蛋白水解作用衍生过来的。在血清中 sTfR 和不同的转铁蛋白以复合物的形式存在，血清中的 sTfR 大约 80% 来源于早期的红细胞，当红细胞生成活性增加，特别是铁缺乏时会引起 sTfR 合成增加，从而使血清中 sTfR 浓度升高。在铁缺乏早期就已观察到 sTfR 浓度的升高。sTfR 是功能性铁状态的一项特异性检测指标，不受各种干扰因素的影响，例如急性或慢性炎症反应、怀孕等。

（二）贮存铁

人体中的贮存铁主要以铁蛋白（ferritin）和含铁血黄素（hemosiderin）形式储存在肝、脾与骨髓的单核 - 巨噬细胞系统中，约占体内总铁含量的 25%～30%。

铁蛋白在人体肝和脾中含量最多。其外径约 12～14nm，空囊腔内径长约 6nm。铁蛋白外壳，即脱铁铁蛋白，由 24 个亚基组成空心结构，每个亚基约含 163 个氨基酸残基，空心直径约为 8nm，其中的氢氧化铁核中可积累多达 4 500 个铁原子且不影响蛋白表面与其他分子的相互作用，铁核基本单位的分子式为（FeOOH）$_8$（FeP_3H_2），为铁氢氧化物结构。铁蛋白分子量约为 450kD，其中铁含量可达 20%。铁蛋白具有水分散性，血浆铁蛋白的浓度与体内储存的铁成正比。铁蛋白具有耐酸、耐碱和耐高温的性质，在 pH2.0～12.0 和 70～75℃水温下不变性。利用这些特性，可从动物组织中提纯铁蛋白并作为食物原料进行使用。

铁蛋白的作用是贮存并在需要时提供铁。由于游离铁具有较强氧化、络合或螯合性，可对其他生物分子产生影响，进而干扰代谢，并可能对机体形成危害。铁蛋白将铁包裹贮存，在机体需要时，将铁转移到转铁蛋白，通过转铁蛋白将铁运输到所需的细胞和组织。

含铁血黄素是由铁蛋白微粒集结而成的色素颗粒，呈金黄色或棕黄色而具有折光性。红细胞破坏过程中，被巨噬细胞吞噬，其中血红蛋白经溶酶体分解而转化形成颗粒大小不一的含铁血黄素。肝、脾、淋巴结、骨髓等器官含铁血黄素与铁蛋白含量接近。含铁血黄素的贮存铁可以随时被机体用于红细胞合成或转化为其他功能性铁。

二、机体中铁的代谢路径

铁代谢为铁被生物体吸收，在生物体内转运、分布、储存、利用、转化排出的全过程。正常人维持体内铁平衡需每天从食物中吸收铁 $1 \sim 1.5mg$，妊娠和哺乳期妇女容易发生缺铁性贫血，因此孕妇和乳母每天需吸收铁 $2 \sim 4mg$。铁的正常来源为摄入动物性食物（Fe^{2+}）或植物性食物（Fe^{3+}）以及衰老红细胞中 Hb 释放的铁。吸收的 Fe^{2+} 在小肠黏膜上皮细胞中氧化为 Fe^{3+}，并与铁蛋白结合。

（一）铁从吸收到排出的代谢过程

铁的吸收主要在十二指肠和空肠上端，胃和小肠其他部分也可以吸收铁。大部分被吸收入血液的铁以小分子的形式，很快通过黏膜细胞，与脱铁铁蛋白结合形成铁蛋白，一部分铁蛋白的铁可以在以后解离，以便进入血液循环，但大部分却可能留在黏膜细胞内直至此种细胞破坏死亡而脱落。

吸收入血的 Fe^{2+} 经铜蓝蛋白氧化为 Fe^{3+}，与血浆中的转铁蛋白结合，才被转运到各组织中去。每一分子的转铁蛋白可与两分子的 Fe^{3+} 结合。体内仅 1/3 的转铁蛋白呈铁饱和状态。说明正常情况下，转铁蛋白饱和度为 33%。

小肠黏膜上皮细胞对血红素铁和非血红素铁的吸收不同，血红素与肠黏膜上血红素受体结合，将血红素铁中的含铁卟啉复合物整个吸收，并由血红素和加氧酶裂解成卟啉和铁，随后铁与细胞内的脱铁铁蛋白结合成铁蛋白，再运转到身体其他部位而被利用。而非血红素铁则需先被还原成二价铁，才被吸收。当人体内缺铁时，小肠黏膜上皮细胞就能多吸收铁，此时铁的吸收率就升高。肠内铁增高时，其吸收率则下降，但吸收量仍有增加。血红素铁的有效吸收率为 15% ~ 30%，高于非血红素铁 2% ~ 20% 的吸收率（图 2-3、图 2-4、图 2-5）。

图 2-3 显示铁从肠道绒毛细胞吸收、利用和代谢。食物中铁通过十二指肠上皮细胞表面的二价金属转运体 1（duodenal divalent metal transporter 1，DMT1）吸收进入肠道上皮细胞，由运铁素（ferroportin，FPN）转运出肠绒毛细胞进入血液，并与转铁蛋白结合，进入骨髓用于红细胞制造，满足机体对红细胞的需要。红细胞衰老后在脾组织中被巨噬细胞吞噬消化分解，解离出来的铁通过 FPN 再次进入血液，与转铁蛋白结合运载到肌肉、心脏和其他器官中参与代谢。剩余的铁以铁蛋白的形式贮存于肝细胞中。铁缺乏可以抑制肝脏分泌产生铁调素（hepcidin），也可以促进缺氧诱导因子 2α（hypoxia inducible factor 2α，HIF-2α）水平增高，导致组织缺氧，传递红细胞或血红蛋白不足信号，进而引发肾脏产生促红细胞生成素（erythropoietin，EPO）增加，其促进成红细胞合成数量的增加，如果铁缺乏，成红细胞不能正常产生红细胞，而是形成大量小细胞低色素的红细胞，从而导致贫血。衰老红细胞被巨噬细胞吞噬降解，其中铁元素可被循环利用。充足的成红细胞数

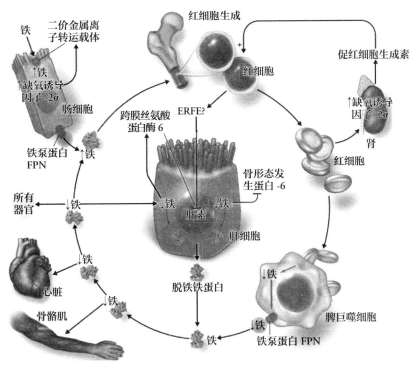

图 2-3　铁代谢过程示意图

量可以分泌 erythroferrone（ERFE），ERFE 可在肝脏中抑制铁调素的产生。铁调素是由肝脏合成并分泌的富含半胱氨酸的抗菌多肽，在机体内铁平衡的调节中起到负性调节的作用。HIF-2α 促进肠上皮细胞 DMT1 表达增加，DMT1 则促进膳食中铁从肠腔向肠上皮细胞的转移和吸收利用。

机体利用增强的生理信号，如转铁蛋白水平增加，肝脏铁含量增加等，可下调铁调素水平，从而促进铁吸收利用，如促进肠细胞跨膜丝氨酸蛋白酶 6（TMPRSS6）、EPO 刺激的红细胞生成以及骨形成蛋白 6（BMP6）的水平。较低的铁调素水平还可抑制 FPN 降解，促进铁从肠道上皮细胞和脾巨噬细胞向机体释放铁。一旦储存的铁耗尽，即便肠道吸收铁增加，机体循环铁的水平也会表现为下降。肝脏中贮存铁含量降低会启动转铁蛋白合成增加。转铁蛋白水平下降，会导致转铁蛋白受体水平下降，从而造成所有细胞和器官如骨骼肌和心脏对铁利用减少。

铁在食物中主要以三价铁形式存在，少数食物中为二价铁。肉类等食物中的铁约 50% 是血红素铁，而其他为非血红素铁，后者受膳食因素的影响。无机铁被吸收时，对肠道环境的改变非常敏感，但血红素铁的吸收不受影响。非血红素铁在吸收前，必须与结合的有机物，如蛋白质、氨基酸和有机酸等分离，而且必须在转化为亚铁后方可被吸收，所以有很多因素影响非血红素铁的吸收。

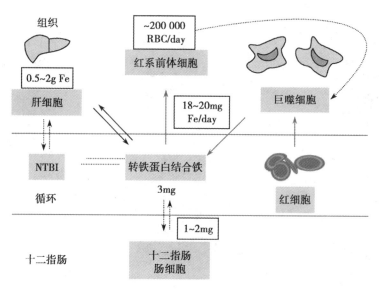

图 2-4　人体中铁的分布

注：NTBI，non-transferrin bound iron，非转铁蛋白结合铁；RBCs，red blood cells，血红细胞；Tf，transferrin，转铁蛋白。

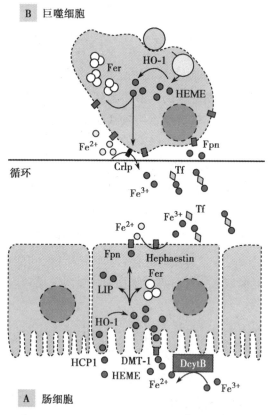

图 2-5　肠道上皮细胞铁吸收及重复利用示意图

图 2-4 显示每天人体合成 20 万个红细胞。每日合成血红细胞和巨噬细胞分解所周转的铁为 18～20mg。身体中转铁蛋白结合的铁约为 3mg。十二指肠绒毛细胞每天吸收 1～2mg 铁以补偿人体通过肠道、皮肤丢失的铁。身体中 60%～70% 的铁结合在血红蛋白中随血红细胞代谢周转。20%～30% 的铁以铁蛋白或含铁血黄素形式贮存在肝脏、脾、肌肉等脏器中。

图 2-5 显示膳食中二价铁、三价铁和血红素铁均可被肠道细胞吸收。三价铁吸收时需由十二指肠细胞色素 B（duodenal cytochrome B，Dcyt B）还原为二价铁，然后由肠道上皮细胞膜中镶嵌的 DMT-1 跨膜转运至上皮细胞内。血红素铁可由血红载体蛋白 1（heme carrier protein 1，HCP1）直接吸收。卟啉在上皮细胞中被血红素氧合酶（heme oxygenase）解离。两种途径吸

收的铁进入上皮细胞中的无机铁池，与铁蛋白结合贮存，也可通过绒毛细胞基底细胞膜镶嵌的通道 FPN 进入血液。亚铁氧化酶（hephaestin）将二价铁氧化为三价铁，三价铁与转铁蛋白结合运送至身体所需部位。脾或其网状内皮系统中巨噬细胞吞噬衰老或受到破坏的红细胞，卟啉被卟啉氧化酶分解，将铁从原卟啉中释放出来。FPN 将铁从巨噬细胞中运出，同时通过氧化酶氧化变换铁价态。

（二）铁吸收的影响因素

铁吸收主要受食物成分的影响，可分为铁吸收促进和抑制作用。植物性食物中的铁吸收率较动物性食物低，动物肉、肝中铁的吸收率为 22%，鱼为 11%，小麦、面粉为 5%，莴苣 4%，玉米、黑豆 3%，大米仅为 1%。

（1）蛋白质：肉、禽、鱼类食物中铁的吸收率较高，这与其中含有约一半血红素铁有关。同时，动物组织蛋白质可以刺激人体分泌更多胃酸，从而有利于铁吸收。胱氨酸、半胱氨酸、赖氨酸、组氨酸等有利于铁的吸收，这些氨基酸可以与铁螯合成小分子的可溶性单体。

（2）脂类：膳食中脂类的含量适当对铁吸收有利，过高（> 25%）或过低（< 5%）均降低铁的吸收。

（3）碳水化合物：各种单糖或双糖，如乳糖、蔗糖、葡萄糖都能提高铁的吸收，以淀粉代替乳糖或葡萄糖，则明显降低铁的吸收率。

（4）膳食纤维：膳食纤维能结合阳离子铁、钙等，摄入过多可干扰铁的吸收。

（5）矿物元素：钙、锌、铅、铬、锰等矿物元素被认为与铁均通过肠道上皮绒毛细胞 DMT1 吸收，具有竞争作用，膳食中这些矿物元素水平较高时具有抑制铁吸收的作用。也有学者观察到适宜的钙水平可部分减少植酸、草酸对铁吸收的影响，有利于铁的吸收，但钙含量过高不利于铁的吸收。铜缺乏则抑制铁吸收。

（6）维生素：维生素 A 与 β- 胡萝卜素在肠道内可与铁络合，保持较高溶解度，防止诸如植酸、多酚类对铁吸收的不利作用。维生素 B_2 有利于铁的吸收、转运和储存。维生素 C 具有还原性，能将三价铁还原为二价铁，并与铁螯合形成可溶性小分子络合物，有利于铁的吸收，口服大剂量维生素 C 可显著增加非血红素铁的吸收。研究表明，当铁与维生素 C 重量比达到 1：5 或 1：10 时，铁吸收率分别提高 3 倍或 6 倍。叶酸、维生素 E、维生素 B_{12} 等与铁吸收有协同作用。

（7）植酸与草酸盐：粮谷类及蔬菜中的植酸、草酸可与铁形成不溶性的草酸盐、植酸盐，干扰铁的吸收。

（8）多酚类化合物：某些多酚类化合物可抑制非血红素铁的吸收，如咖啡、茶及菠菜中含有的多酚类化合物。

（9）有机酸：柠檬酸、乳酸、丙酮酸、琥珀酸等与铁具有较弱络合或螯合作用的有机酸，均可促进铁吸收。

（10）机体状况：食物通过肠道的时间太短、胃酸缺乏或过多服用抗酸药物时，影响铁离子释放而降低铁的吸收。体内铁储存量低时，需要量增加，吸收率增加；铁储存量较多时，吸收率降低。

第二节　铁的作用

一、铁的生理作用

1. **维持机体功能蛋白和酶的功能**　铁是血红蛋白、肌红蛋白、细胞色素及细胞色素氧化酶等蛋白和酶的活性中心。红细胞功能是输送氧，每个红细胞含数以亿计血红蛋白，每个血红蛋白分子又含 4 个铁原子，这些亚铁血红素中的铁原子是携带和输送氧的重要成分。肌红蛋白是肌肉贮存氧的地方，每个肌红蛋白含有一个亚铁血红素，当肌肉运动时，它可以提供或补充血液供氧的不足。铁作为顺乌头酸酶的活性中心参与三羧酸循环，含铁的细胞色素酶类在能量代谢过程中的氧化磷酸化和电子传递中发挥作用，形成 ATP，为机体提供能量。在氧化过程中所产生的过氧化氢等有害物质，又可被含铁的过氧化物所破坏而维持正常代谢。铁通过维持功能蛋白和酶的作用，参与体内氧的运送和组织呼吸过程，是人体能量代谢不可缺少的物质基础。

2. **铁参与造血功能**　铁影响蛋白质和去氧核糖核酸的合成。缺铁时肝脏内合成去氧核糖核酸将受到抑制，肝脏发育减慢，肝细胞及其他细胞内的线粒体和微粒体发生异常，细胞色素 C 含量减少，导致蛋白质的合成及能量运用减少，进而发生贫血及身高、体重发育不良。

3. **铁与免疫**　多种杀菌酶、巨噬细胞移动抑制因子，以及淋巴细胞转化率、中性粒细胞吞噬功能等，均与铁水平有关。当发生感染时，过量铁往往促进细菌生长，对抵御感染不利。铁能促进 β- 胡萝卜素转化为维生素 A、嘌呤与胶原的合成、抗体的产生、脂类从血液中转运以及药物在肝脏的解毒等功能。由于铁与酶的关系及铁参与造血功能决定了缺铁可引起机体感染性增加，微生物繁殖受阻，白细胞杀菌能力降低，淋巴细胞功能受损，因此免疫力降低。

4. **铁与其他元素的关系**　铅中毒时，铁利用障碍，同时肠道铁的吸收受到抑制。镉可抑制肠道对铁的吸收，血清铁蛋白降低，诱发小细胞低色素性贫血。当机体缺铜时，铁吸收减少，铁利用发生困难。缺铁影响锌的吸收。缺铁性贫血患者细胞内铜、锌浓度降低。

5. **铁死亡**　铁死亡（ferroptosis）是一种细胞死亡方式，其特征是脂质过氧化物和活性氧（reactive oxygen species，ROS）过量蓄积。由于该过程依赖铁，所以被称为铁死亡。发生铁死亡的细胞在形态学方面，主要表现为细胞体积变小，线粒体嵴减少或消失，线粒体膜皱缩；在生化方面，主要表现为谷胱甘肽耗竭，谷胱甘肽过氧化物酶 4（glutathione peroxidase4，GPX4）活性下降，脂质氧化物不能被还原，继而二价铁离子氧化脂质产生大量活性氧，导致细胞发生铁死亡。铁死亡区别于细胞凋亡、细胞坏死、细胞自噬，作为细胞程序性死亡方式，引发学界高度关注。铁死亡的发现，为杀死肿瘤细胞、减少正常机体铁死亡提供了调控可能性，成为疾病治疗和防控的研究热点。

6. 铁的其他功能　铁硫蛋白参与一系列基本生物化学反应。铁硫蛋白活性可影响线粒体中的铁平衡，造成铁过量或铁缺乏，是铁死亡的重要成因。铁作为核糖核苷酸还原酶参与 DNA 生物合成，对 DNA 表达和转录产生调控作用。

二、铁缺乏与过量

（一）铁缺乏

铁缺乏可导致缺铁性贫血，被 WHO 确定为世界性营养缺乏病之一，亦是我国主要公共卫生问题之一。流行病学研究发现，铁缺乏与以下因素有关：婴幼儿喂养不当，儿童与青少年偏食或鼻出血，妇女月经量过多，营养不良，蛋白质摄入不足特别是动物蛋白摄入过低，奶制品的饮用方式不当，多次妊娠，哺乳以及某些疾病如萎缩性胃炎、慢性腹泻、胃大部切除以及钩虫感染等。

缺铁的常见症状有疲乏无力、心慌气短、头晕，严重者出现面色苍白、口唇黏膜和睑结膜苍白、肝脾轻度肿大等。缺铁的儿童可伴近期和远期神经功能和心理行为障碍，烦躁、易激惹、注意力不集中，学龄儿童学习记忆力降低。成人缺铁容易导致疲劳、倦怠、工作效率和学习能力降低，机体处于亚健康状态。细胞内缺铁，影响肌肉组织糖代谢使乳酸积聚以及肌红蛋白减少，使骨骼肌氧化代谢受影响。严重缺铁性贫血可致黏膜组织变化和组织营养障碍，出现口腔炎、舌炎、乳头萎缩。75% 缺铁性贫血患者有胃炎表现，可呈现浅表性胃炎及不同程度的萎缩性胃炎，伴胃酸缺乏。

（二）铁过量

人体没有将体内过量铁排出体外的调节机制，体内铁含量基本上由吸收控制。导致铁过量的原因主要有两类：①原发性铁过量：包括遗传性血色素沉积症或胃肠道铁吸收调控缺陷造成过量铁积累的有关类似疾病；②继发性铁过量：包括外源性铁增加，过量补充铁剂、膳食中铁摄入过多等；③内源性铁增加：严重贫血刺激铁吸收造成过量铁积累；④医源性铁增加：铁剂治疗用量过大，疗程过长，肠道外的铁进入人体及过量肌内注射铁剂等，以及血液疾病需要反复输血等；⑤先天性铁增加：如出生前铁经胎盘进入胎儿体内等。

长期服用铁制剂或从食物中摄铁过多，使体内铁量超过正常的 10～20 倍，就可能出现慢性中毒症状，肝、脾有大量铁沉着，可表现为肝硬化、骨质疏松、软骨钙化、皮肤呈棕黑色或灰暗等。

铁过量影响青少年生殖器官的发育、诱发癫痫病等。铁中毒和铁过量可导致多种慢性疾病：①慢性肝病，铁过量可导致肝纤维化和肝细胞铁死亡，是非酒精性脂肪肝的重要诱因；②数据分析显示，铁过量与 2 型糖尿病显著关联，反复输血常会引起患者继发性糖尿病，对这些患者进行驱铁治疗，则可降低糖尿病发生率，因此认为铁过量是引发糖尿病的因素；③流行病学分析结果显示，铁过量与心血管疾病包括动脉粥样硬化、冠心病、高血压、心肌梗死等疾病显著相关，而驱铁治疗有助于缓解病症并提高存活率；④流行病学研究显示铁过量是多种癌症的风险因素，但尚需进一步因果研究。

第三节　铁的供给与来源

一、需要量与供给量

铁在体内代谢中，可被身体反复利用，一般除肠道分泌和皮肤、消化道、尿道上皮脱落损失少量铁外，排出铁的量很少。只要从食物中吸收加以补充，即可满足机体需要。铁的需要量研究主要包括不同人群膳食铁摄入量评价，食物中铁吸收率和丢失率的研究观察，我国学者已开展相关研究，积累了铁膳食摄入数据和稳定性同位素吸收代谢研究数据，2013 年中国营养学会组织专家，对铁吸收代谢研究进行系统综述，采用要因加算法制订了中国居民膳食铁参考摄入量（dietary reference intakes，DRIs）（表 2-1）。

表 2-1　中国居民膳食铁参考摄入量

单位：mg

人群	EAR		RNI		UL
	男	女	男	女	
0岁~	—		0.3（AI）		—
0.5 岁~	7		10		—
1 岁~	6		9		25
4 岁~	7		10		30
7 岁~	10		13		35
11 岁~	11	14	15	18	40
14 岁~	12	14	16	18	40

人群	EAR		RNI		UL
	男	女	男	女	
18 岁 ~	9	15	12	20	42
50 岁 ~	9	9	12	12	12
孕妇(早)	—	15	—	20	42
孕妇(中)	—	19	—	24	42
孕妇(晚)	—	22	—	29	42
乳母	—	18	—	24	42

注：EAR（estimated average requirement），平均需要量；RNI（recommended nutrient intake），推荐摄入量；UL（tolerable upper intake level），可耐受最高摄入量。

二、铁的食物来源

人体对铁的吸收利用具有较强的调节能力，机体铁水平适宜时，铁吸收率较低，反之则较高。而且食物中不同铁存在形态和铁吸收影响因素会对铁的吸收利用产生较大作用。因此人体获得铁时需要综合考虑摄入量和吸收率两方面。动物内脏、血、瘦肉等不仅含铁丰富而且人体吸收率也较高，动物食物中还存在铁吸收促进因子。植物食物中铁以铁盐形式存在，吸收利用率较低，植物食物中维生素 C 促进铁吸收，而植酸、多酚等抑制铁吸收利用。芝麻的铁含量很高，各种豆类含铁较丰富，红糖、干果也是铁的良好来源，蔬菜中的油菜、苋菜、芹菜、韭菜等较其他蔬菜铁含量丰富。表 2-2 列出部分常见食物铁含量。

表 2-2 常见食物铁含量

单位：mg/100g

名称	含量	名称	含量	名称	含量	名称	含量
苔菜	284.0	红蘑	235.0	白蘑	190.0	混合油(菜、棕)	4.1
牛油	3.0	发菜	99.0	木耳	97.0	豆油	2.0
松蘑	86.0	紫菜	55.0	桑葚(干)	43.0	花生油	2.9
榛蘑	25.0	猪肝	23.0	羊肉干(绵羊)	10.0	棉籽油	2.0
面条(干)	9.6	羊肺	7.8	羊肝	7.5	色拉油	1.7
高粱米	6.5	鲅鱼	6.2	菜籽油	3.7	茶油	1.1
猪肺	5.3	羊肾	5.2	羊肉(冻、绵羊)	5.2	玉米油	1.4
大麦	5.1	银耳	4.1	羊心	4.0	大麻油	3.1

名称	含量	名称	含量	名称	含量	名称	含量
榨菜	3.9	羊肉(瘦)	3.9	挂面	3.5	黑豆	7.0
雪里蕻	3.2	香菜	2.9	泥鳅	2.9	花生仁	6.9
黄鳝	2.8	茼蒿	2.5	猪肚	2.4	核桃	6.8
大米	2.3	鲇鱼	2.1	猪脑	1.9	绿豆	6.5
小白菜	1.9	羊大肠	1.9	鸭肝	23.1	葵花籽	6.1
蚌肉	50.0	鸭血	39.6	鸭血	25.0	刀豆	3.2
鸡	24.8	黑芝麻	22.7	白芝麻	14.1	鹌鹑蛋	3.2
鸡肝	12.0	土豆粉	10.7	猪血	8.7	虾酱	8.7
鸡肝(肉鸡)	9.6	鹅肝	7.8	猪肾	6.1	红胡萝卜缨	8.1
素鸡	5.3	油豆腐	5.2	小米	5.1	水芹菜	6.9
鸭心	5.0	豌豆	4.9	鸡心	4.7	棕榈油	3.1
鹅肫	4.7	鸡胗	4.4	猪心	4.3	香油	2.2
鸭肫	4.3	鸡胸脯	4.1	鸽	3.8		
鹅	3.8	小麦粉	3.5	鸭皮	3.1		
瘦猪肉	3.0	狗肉	2.9	豆腐皮	30.8		
墨鱼(干)	23.9	豆腐干	23.3	田螺	19.7		
扁豆	19.2	奶疙瘩	18.7	沙棘果汁	15.2		
虾米	11.0	葡萄干	9.1	豆腐丝	9.1		
黄花菜	8.1	绿豆糕	7.3	牡蛎	7.1		
虾皮	6.7	豆腐卷	6.1	豆腐干(香/酱油)	5.8		

第三章　铁缺乏及缺铁性贫血的诊断

　　人体铁缺乏的发生发展是一个慢性、渐进的过程，一般会有序地经历贮存铁减少期、红细胞生成缺铁期和缺铁性贫血期三个阶段。因此，评估人体铁缺乏的实验方法主要基于贮存铁、红细胞生成铁和血红蛋白形成三个过程。铁缺乏和缺铁性贫血的筛查或诊断主要是选择上述三个过程中的代谢产物进行检验测定，再对照判断界值和诊断标准进行结果判定。

第一节　铁缺乏诊断

一、铁缺乏的概念

　　铁缺乏指人体内铁量不足以维持血液、脑和肌肉等组织的正常生理功能状态，铁缺乏可能导致贫血，降低认知能力、劳动能力等。贮存铁是没有正在被组织利用的体内的铁池，铁耗竭即贮存铁缺乏或几乎缺乏，但是需要铁的组织尚能够维持正常的生理功能。如果运输铁到目标组织的生理系统被损坏，即使仍有贮存铁，也有可能发展为功能铁缺乏。这种现象的发生普遍是由于感染疾病引起的炎症过程中释放了细胞因子，表现为被铁调节素调节。在这种情况下，补充铁剂或强化食品都无益，其他营养素缺乏，如维生素 A 缺乏也可能引起功能铁缺乏，即使贮存铁充足。

二、铁缺乏的过程

　　根据缺铁的程度一般分为三期。铁缺乏期为缺铁的最早期，铁代谢负平衡时，首先发生贮存铁减少，即在骨髓、肝、脾及其他组织贮存备用的铁蛋白及含铁血黄素减少，可表现为骨髓细胞外铁减少，血清铁蛋白下降，此阶段骨髓铁粒幼红细胞（占 10%～35%）、血清铁、转铁蛋白饱和度、血红蛋白以及红细胞比积均正常。

　　当贮存铁耗尽而机体缺铁状况仍未能得到改善时，铁负平衡继续发展，细胞内锌代替铁与原卟啉Ⅸ结合形成锌原卟啉从而生成缺铁性红细胞。在此阶段贮存铁耗尽，骨髓铁粒幼红细胞减少（一般 < 10%），血清铁蛋白低于正常，血清铁及转铁蛋白饱和度可降低，总铁结合力增高，但血红蛋白及红细胞比积正常，红细胞为正色素，这一时期称为红细胞生成缺铁期（iron-deficient erythropoiesis，IDE）。铁代谢负平衡继续发展，则进入缺铁性贫血期（iron deficiency anemia，IDA），红细胞形态开始发生改变，血红蛋白下降。由于铁的供应不足，血红

蛋白的合成较红细胞的再生慢，外周血中出现淡染的红细胞，或红细胞变小，转变为低色素性贫血。轻度 IDA 呈正细胞正色素性贫血，中重度 IDA 时可出现典型的小细胞低色素型血象。

三、铁缺乏的诊断方法

铁缺乏一般通过以下方式进行筛查或诊断：①一般性诊断：病症、问诊、体格检查、膳食调查等。②组织学检测：骨髓组织学检查、外周血细胞组织学检查等。③生物及生化检测：反映不同铁缺乏期的铁生化指标较多，转铁蛋白饱和度、血清铁、总铁结合力、游离原卟啉、锌卟啉、平均红细胞体积及红细胞平均指数等。近年来血清（血浆）铁蛋白、转铁蛋白受体和 C- 反应蛋白得到更多的重视，在缺铁研究和筛查中应用也较为广泛。目前客观筛查和诊断应用最为普遍的是生化检测，见表 3-1。

WHO 资料显示目前判断缺铁性贫血的最可靠方法，也称为金标准的方法是骨髓铁染色检测法。但由于该方法需要穿刺取骨髓组织，很难应用于大规模人群调查。目前常用的铁缺乏生化判断指标主要有血清（血浆）铁蛋白、转铁蛋白饱和度、血清铁、总铁结合力、游离原卟啉、锌卟啉、平均红细胞体积及红细胞平均指数等。近年来以 Hb、铁蛋白（serum ferritin, SF）和 sTfR 的三指标体系在缺铁性贫血诊断方面逐步得到认可，特别是由于 SF 与 sTfR 之间具有量化关系，一些学者提出的 sTfR/logSF 指标更为稳定和灵敏，受到广泛的关注。

表 3-1　常用铁缺乏检验方法及特点

指标	样品	常用检测方法	单位	意义	优点	缺点
骨髓铁	骨髓穿刺	骨髓细胞染色后显微镜检测	半定量分级	体内铁储存缺乏或耗竭	反映体内铁储存状况且与其他指标相关性好	采样有创伤性、侵入性
血红蛋白	全血	使用比色仪或分光光度计，氰化高铁法或叠氮高铁血红蛋白法	g/L	贫血	容易检测；反映了功能性和公共健康结果	非缺铁性贫血；界值需要对年龄、性别、怀孕、海拔、吸烟和种族等因素校正
血细胞比容（HCT）	全血	全血在毛细管中离心或者流式细胞分析仪中得到数值	比例或 %	全血中红细胞的体积所占比例	容易检测	同血红蛋白；取决于影响离心的因素
平均细胞体积（MCV）	全血	使用血液分析仪测得血细胞比容和 RBC 数量计算 MCV，或由自动流式细胞仪中得到数值	fL（10^{-12}）	平均红细胞大小：低值为小细胞，高值为大细胞	红细胞指标，可以反映贫血类型	仪器价格高；地中海贫血和炎症时值也会低

续表

指标	样品	常用检测方法	单位	意义	优点	缺点
平均红细胞血红蛋白（MCH）	全血	血液分析仪中得到血红蛋白浓度和RBC数量，或使用自动流式细胞仪得到数值	pg(10⁻⁹)	平均红细胞的血红蛋白浓度；如果低，是低色素，如正常，是正常色素	同MCV	仪器价格高；铁缺乏响应慢
红细胞分布宽度（RDW）	全血	自动流式细胞仪计算 RDW=MCV 的标准偏差/MCV	%	RBC大小的不正常范围 < 11.5% 或 > 14.5%	RBC的大小分布可确定贫血类型	仪器价格高；铁缺乏时高，地中海贫血和炎症时低
网织红细胞浓度	全血	自动流式细胞仪	g/L	新红细胞中血红蛋白浓度	代表最新红细胞浓度 18 ~ 36 小时，因此易受缺乏影响	仪器价格高
血清或血浆铁	血清或血浆(不使用EDTA)	比色	μg/dL μmol/L	血中结合转铁蛋白的铁	检测骨髓和其他组织的铁供应	日间和餐后变化；样品易受其他来源铁污染；慢性疾病低
原卟啉	全血或干血斑	常用铁卟啉(ZPP)与血红蛋白浓度比值表示	μg/dL	限制铁供应以发育红细胞	儿童有用；全血或干血斑可分析	铁缺乏、炎症、铅暴露增高
锌卟啉(ZPP)	全血或干血斑	荧光比色或便携Aviv® 血细胞荧光分析仪	μmol/mol	缺乏铁发育成红细胞	儿童有用；全血或干血斑可分析	铁缺乏、炎症、铅暴露增高
铁蛋白	血清或血浆	免疫分析,例如酶联免疫(ELISA)或免疫比浊	μg/L	铁储量的大小	反映铁状态	铁蛋白是急性时相蛋白，存在炎症或亚临床感染时会增高
总铁结合力（TIBC）	血清或血浆	比色法分析可以结合到未饱和的铁蛋白的铁量；免疫法确定转铁蛋白浓度	μg/dL μmol/dL	循环铁蛋白结合铁的能力	铁缺乏增加，炎症低	铁缺乏和正常值重叠部分较多
转铁蛋白饱和度	血清或血浆	血清铁除以总铁结合力	%	转铁蛋白饱和度 < 15%，同时伴随高TIBC说明铁缺乏	转铁蛋白结合铁的比例	同血清铁

指标	样品	常用检测方法	单位	意义	优点	缺点
可溶性转铁蛋白受体	血清或血浆	免疫分析,例如酶联免疫(ELISA)或免疫比浊	µg/L	反映了铁需要和供应之间的平衡	半定量方法测定铁缺乏的严重性	受红细胞生成速率影响
体内铁储存	血清或血浆	$-\dfrac{\log(TfR/SF)-2.8229}{0.1207}$	mg/kg	检测体内铁量状态,包括铁缺乏、贮存铁和铁过量	测量铁状态的全部范围,通过成人志愿者的放血试验验证	与铁蛋白、可溶性转铁蛋白受体的限制相同
铁调节素	血清或血浆,尿	免疫分析,例如:酶联免疫	ng/mL	调节来自肠的铁吸收	当铁储存耗竭时不产生铁调节素	分析方法和结果解释仍在研究中

（1）WHO 建议的方法：1975 年 WHO 公布的《控制专门针对铁缺乏的营养性贫血》中提到评估铁缺乏的实验方法与铁缺乏的 3 个过程相关。第一个阶段以贮存铁的减少为特征，无其他任何可观察到的不正常状况，试验研究中，第一种方法通过志愿者反复放血直到明显的缺铁性红细胞生成确定铁储量，铁储量的减少可以通过减少的血红蛋白计算；第二种方法是骨髓网状内皮细胞存在的可染铁量组织学检查，这种方法曾被广泛应用于临床研究；第三种方法是检测铁吸收，随贮存铁的减少，肠道对铁的吸收增加。第二个阶段铁耗竭后，随着铁进一步减少，限制了血红蛋白的合成，转铁蛋白饱和度下降，红细胞卟啉浓度增加。第三个阶段是明显的铁缺乏，血红蛋白合成损坏，达明显可测量的血红蛋白浓度降低。最初，红细胞是正常大小、正常色素，最终伴随着铁缺乏贫血呈现出典型的形态学变化。报告中提到骨髓铁染色和铁吸收试验两种方法都是提示铁储量状态的良好指标，但是不能大规模应用，而转铁蛋白饱和度反映了铁供应到骨髓的充足程度，放射免疫分析法测定铁蛋白也可以灵敏反映铁储量情况。并且在文中从以往研究分 6 个角度说明铁蛋白浓度和铁储量有很好的相关性。

1989 年 WHO 公布的《通过初级卫生保健预防和控制缺铁性贫血》中提到判断铁缺乏的常用指标为铁蛋白、转铁蛋白饱和度和血锌原卟啉，文中认为铁蛋白不仅能评价铁缺乏状态也能评估铁过量，在所有年龄段铁蛋白在 10 ~ 12µg/L 都说明铁缺乏。转铁蛋白饱和度成人低于 16%，婴幼儿低于 12%，儿童低于 14% 说明铁缺乏。血锌原卟啉排除铅中毒的情况，5 岁以下高于 2.6µg/g Hb，5 岁及以上高于 3.0µg/g Hb 认为铁缺乏。

2001 年发布的《缺铁性贫血评估、预防和控制—项目管理指南》指出，资源充足的情况下公共卫生和基于人群评估铁缺乏状况的指标为：血红蛋白或血细胞比容、平均红细胞体积、血清（血浆）铁蛋白、转铁蛋白饱和度、血锌原卟啉、可溶性转铁蛋白受体，最佳的多指标组合为血红蛋白、铁蛋白、可溶性转铁蛋白受体。

WHO 和美国疾病控制和预防中心于 2004 年 4 月 6 ~ 8 日在瑞士日内瓦联合召开的技术咨询会议形成《评估人群铁营养状况》报告，给出了几个建议，其中认为检测铁蛋白和可溶性转铁蛋白受体是最优评价人群铁营养状况的方法。由于铁蛋白是急性时相蛋白，如果感染性疾病是季节性的，监测应该在低传播性季节进行，通常可溶性转铁蛋白受体浓度不受炎症的影响，所以与铁蛋白结合判断，可区分是铁缺乏还是炎症。同时会议还认为测定急性蛋白含量也是有用的，通常测定 C 反应蛋白（CRP），但证据表明酸性糖蛋白可以更好地反应铁蛋白的浓度变化。但目前除了 CRP，其他指标无统一参考标准，建议使用厂家推荐的界值。

（2）美国营养调查方法：美国 1971 年开始营养调查，铁缺乏检测是美国营养监测的一个重要部分，为了评估铁状况，美国营养监测包括一系列血液学和生化指标。第二次美国营养调查（1976—1980 年）开始应用多指标模型评估铁营养状况。铁蛋白模型——三指标模型，使用铁蛋白、转铁蛋白饱和度、原卟啉，在美国 1980 年和第三次营养调查（1988—1994 年）均用于评估铁缺乏，一直延续到 1999 年初。1999—2000 年的美国营养调查中也使用了相似的三指标模型。从 2003 年开始，美国营养调查引入了可溶性转铁蛋白受体。

铁蛋白和可溶转铁蛋白受体通常使用试剂盒进行测定。血清（血浆）铁蛋白 1999—2003 年使用 BioRad 放射免疫分析法，2004—2006 年在日立分析仪上使用 Roche 放射免疫分析法测定；可溶性转铁蛋白受体 2003—2006 年使用免疫比浊法进行测定。使用以下公式计算体内贮存铁：体内贮存铁 =-[log（TfR/SF）-2.822 9]/0.120 7。公式中代表的转铁蛋白受体浓度需要按下述公式转换成等同于 Flowers assay 中的铁蛋白浓度：Flowers sTfR（mg/L）= 1.5 × Roche sTfR + 0.35。

铁缺乏判定，1 ~ 5 岁儿童血清（血浆）铁蛋白浓度 < 12μg/L，育龄妇女和大于 6 岁男性 < 15μg/L，可溶性转铁蛋白受体缺乏判定界值，采用试剂盒上的标准为判定高转铁蛋白受体界值。用单一指标评估铁缺乏时可能会导致过高评估，建议用贮存铁减少发生率评估人群中铁缺乏的程度。

很多年来，铁蛋白一直作为美国营养调查营养监测的一部分，美国 2003—2006 年全国营养调查发现铁蛋白浓度随着年龄的增加而增加。可溶性转铁蛋白受体浓度儿童最高，高于成人和青少年。儿童体内贮存铁最低，青少年女性居中，成年人女性最高。

（3）其他检测方法：《现代临床营养学》中提到评价铁营养状况：全血血红蛋白浓度：成年男性 > 130g/L，成年女性 > 120g/L，儿童 > 120g/L，6 岁以下小儿及孕妇 > 110g/L；血清转铁蛋白饱和度：成人 > 16%，儿童 > 7% ~ 10%，血清（血浆）铁蛋白 < 10 ~ 12μg/L；血细胞比容（HCT）：男 40% ~ 50%，女 37% ~ 48%；红细胞游离原卟啉 < 70mg/L RBC；血清铁 500 ~ 1 840μg/L；平均红细胞体积（MCV）80 ~ 90μm³；平均红细胞血红蛋白（MCH）26 ~ 32μg；平均红细胞血红蛋白浓度（MCHC）（34 ± 2）%。

《中国营养科学全书》中提到的常用评价指标为：血红蛋白，红细胞内游离原卟啉 >

50µg/dL 时，表明机体铁不足。血清（血浆）铁蛋白 < 12µg/L 时，表明机体贮存铁开始消耗。血清铁 < 10.7µmol/L 被认为是早期缺铁性贫血诊断依据之一。血清转铁蛋白饱和度 < 16% 时，提示铁缺乏，但不能肯定判断，需排除慢性感染、肝病、肿瘤、营养不良等疾病。血细胞比容成年男性 < 41%，女性 < 37%，提示红细胞体积变小。平均红细胞体积 < 80fL 时，提示机体内可能存在铁缺乏。MCV、MCHC、MCH 这三项指标又被称为红细胞指数，可区分缺铁性贫血（小细胞低色素型贫血）、叶酸 B12 缺乏引起的贫血（大细胞型贫血）和慢性疾病引起的贫血（正常色素正常细胞型贫血）。缺铁性贫血时，MCV、MCHC 及 MCH 均降低。大细胞贫血时，MCV 和 MCH 升高，MCHC 正常。慢性疾病引起贫血时，MCV、MCHC 及 MCH 均正常。平均红细胞宽度 > 15% 提示铁缺乏。可溶性转铁蛋白受体无推荐值。

《中华儿科杂志》编辑委员会、中华医学会儿科学分会血液学组、中华医学会儿科学分会儿童保健学组于 2008 年颁布了儿童缺铁和缺铁性贫血防治建议，缺铁诊断标准为：①具有导致缺铁的危险因素，如喂养不当、生长发育过快、胃肠疾病和慢性失血等；②血清（血浆）铁蛋白 < 15µg/L，伴或不伴血清转铁蛋白饱和度降低（< 15%）；③ Hb 正常，且外周血成熟红细胞形态正常。

第二节　人群铁缺乏筛查方法标准

建立我国的铁缺乏筛查方法可以消除由于不同评价方法带来的差异，使研究具有可比性，促进我国人群贫血防控。

骨髓铁染色一直被认为是评价体内贮存铁的金标准。经染色后，骨髓中铁粒被染为蓝色颗粒，分细胞外铁和细胞内铁（铁粒幼红细胞）两种。通过对细胞外铁及铁粒幼红细胞检查，可以了解体内铁的贮存及利用情况。在评价其他铁参数的灵敏度、特异度、阳性预测值、阴性预测值等性能时，国内外通常以骨髓铁染色为参考标准。

sTfR 对铁的摄取及其在细胞内的表达量可以反映机体铁状况，其水平升高与组织缺铁的严重程度成数量关系，因此能在 IDE 期识别早期铁缺乏，而且其灵敏度高、稳定性好，不受机体感染和炎症状态影响。但在某些慢性病情况下，红细胞增生会引起 sTfR 升高，从而使 sTfR 用于识别铁缺乏受到限制。

血液中与转铁蛋白结合的铁即为血清铁。在正常情况下，血浆中的转铁蛋白仅以其总量的 1/3 与铁结合，而其余 2/3 具有与铁结合的能力，在体外加入一定量的铁可使其呈饱和状态，其所加的铁量即为未饱和铁结合力，血清铁与未饱和铁结合力之和称为血清总铁结合力。缺铁时，血清铁下降，总铁结合力及转铁蛋白饱和度升高。

细胞形态学特征可提供贫血严重程度信息。红细胞和网织红细胞参数有助于判断红细胞生成和成熟情况，对于多种贫血判断治疗及疗效观察具有重要的临床价值。其中 Hb 是代表机体营养状况的重要指标，也是判断 IDA 常用指标。由于很多因素如铁利用障碍性疾病会影响 Hb 的合成，造成机体贫血，故 Hb 在判断机体缺铁方面不具有特异性，在使用时需联合其他指标对贫血原因进行分析。此外，由于红细胞寿命为 120 天，机体在缺铁90 ~ 120 天后随着缺铁性红细胞不断代替衰老的正常红细胞才会发生 Hb 值降低，故 Hb 不是及时发现缺铁的灵敏指标，而是衡量中重度铁缺乏的参数。

　　然而，以上每一种检测方法都存在灵敏度或特异度的局限性，有时使用不同方法的检测结果进行铁缺乏判断结论会不一致，此外，还存在同一指标使用不同的检测方法无法使用相同的界值进行判断等许多问题。

　　铁缺乏发生发展是一个长期渐进的过程，有序地经历贮存铁减少期、红细胞生成缺铁期和缺铁性贫血期三个阶段。铁缺乏的前两期机体虽然已经缺铁，但 Hb 水平仍在正常范围之内，常被称为隐性缺铁期或亚临床缺铁期。研究表明，人体在隐性缺铁期就会出现疲劳、工作能力与智能行为下降，使人体处于亚健康状态，但其症状隐蔽，不易被发现和重视，据报道，隐性缺铁患病率比缺铁性贫血患病率高一倍以上。因此早期发现隐性缺铁个体显得尤为重要，如果当机体出现贮存铁和功能性铁减少时就能够被检出并采取措施进行干预，以防止铁负平衡继续发展进入缺铁性贫血期，就能有效地预防和控制铁缺乏，降低人群缺铁患病率。也就是说，从公共卫生领域的工作和研究角度来看，保证机体充足的铁储备是铁缺乏最根本的预防途径，因此，对铁缺乏高危人群机体贮存铁状况进行评估是机体铁营养状况评估的重点和核心。

　　机体贮存铁池主要由骨髓、肝脏和脾脏等单核巨噬细胞内的铁蛋白和含铁血黄素组成，目前用于表征机体贮存铁状况的检测主要有骨髓铁染色和 SF 检测。骨髓细胞外可染铁缺乏和铁粒幼红细胞减少虽然是目前公认的判断贮存铁的金标准，但其检查费用昂贵且是创伤性检查，患者对这种检测方法依从性不高。此外，由于细胞内铁在 IDE 阶段开始有明显减低，且其结果常受取材、环境污染、主观判断等的影响，故在实际操作中有很大的局限性而且不适用于早期筛查，现已更多被 SF 检测所取代。

一、铁蛋白

　　铁蛋白是人体含铁最丰富的一种棕色蛋白复合物，由球形蛋白质外壳和铁核心两部分构成，每个铁蛋白分子平均可结合约 2 000 个铁原子。铁蛋白几乎存在于人体每个细胞，但以肝实质细胞中含量最多，其余大部分存在于肌肉细胞及网状内皮细胞中，正常人血清中含有少量铁蛋白。血清铁蛋白检测被认为是目前评价机体铁营养状况灵敏度和特异度都较高的指标。在机体缺铁的早期，尚未出现功能性缺铁和贫血时，网状内皮系统中的贮存铁含量已开始减少，SF 水平下降。许多研究用放血法、铁吸收率、骨髓涂片染色等方法表明血液循环中的铁蛋白浓度与体内铁贮存量呈显著正相关，因此，在无炎症发生的情况下，SF 水平是反映机体贮存铁较敏感和可靠的指标。

尽管 SF 用于评估人体铁营养状况的价值已通过国内外诸多研究得以证实和肯定，但 SF 判定机体铁缺乏临界值的准确性和可靠性尚未得到有效评估。WHO 在其 2001 年发布的 "缺铁性贫血的评估，预防和控制"《缺铁性贫血评估、预防和控制—项目管理指南》中明确了 SF 表征机体铁耗竭和铁过量的判断阈值。然而，该标准的制定是基于 20 世纪 70 年代的研究结果，自 1972 年应用放射免疫法实现了血清中微量铁蛋白的定量检测后，相继出现了微粒子酶免分析法、化学发光法、酶联免疫吸附法和免疫比浊法等检测方法，各种检测方法不断改进，检测灵敏度也在提高，该判断阈值是否适用亟待进一步研究。此外，由于 SF 值小于 15μg/L 反映的是机体铁耗竭状态，此时机体的铁负平衡已持续了很长时间，很有可能已经进入缺铁性贫血期，以此阈值判断铁缺乏，特异度高但灵敏度很低，处于早期铁缺乏阶段的个体会被漏诊。即用现行 WHO 标准 SF 值小于 12～15μg/L 评价机体铁状况时很有可能低估人群铁缺乏患病率。

二、铁蛋白与其他铁指标的关联

1. 骨髓铁染色与机体铁储存之间的关系　1948 年美国学者 Rath 和 Finch 首次提出用骨髓可染铁颗粒来评估人体铁存储状况，之后 A. R. Stevens 以 298 个铁营养状况明确的个体为研究对象，验证了通过染色方法检测骨髓含铁血黄素的含量是评估机体贮存铁的可靠指标，它也是诊断贫血是否由缺铁引起的决定性检测。1963 年南非学者 E. Gale 采用化学方法分析了 199 名医院病逝者肋骨骨髓和肝脏内铁的含量，并对其骨髓铁进行组织染色和定量分级，化学分析结果表明机体骨髓铁与肝脏内铁浓度密切相关，其相关系数为 0.88，骨髓组织可染铁与机体内总铁含量也呈高度相关关系（图 3-1）。

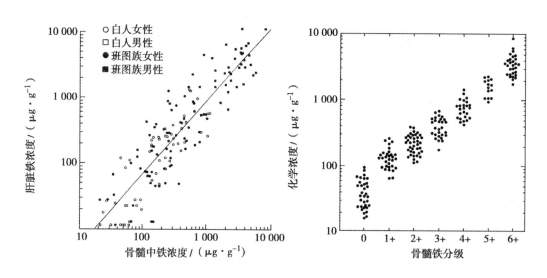

图 3-1　骨髓铁与肝脏铁含量的关系及骨髓铁组织学分级与总铁含量的关系

2. 血清铁蛋白与机体铁储存之间的关系　70年代初，由于英国学者Addison改进了放免法的灵敏度，首次实现了血清中微量SF的定量检测，许多学者围绕铁蛋白展开研究，其中英国学者G. O. Walters等采用反复放血法评估机体铁存储量，并使用放免法测定受试者的SF水平，发现SF水平与机体贮存铁水平之间存在高度相关关系（图3-2）。美国学者James. D. Cook以83名健康女性为研究对象，采用放射性铁吸收率表征机体铁贮存水平，发现研究对象体内SF水平与铁吸收率呈显著负相关关系，由此认为SF与机体贮存铁水平呈正相关关系，并提出SF可用于评估和监测正常人群的铁存储状况。此外，D. A. Lipschitz和A. Jacobs也通过研究提出了SF水平与机体贮存铁密切相关的结论。

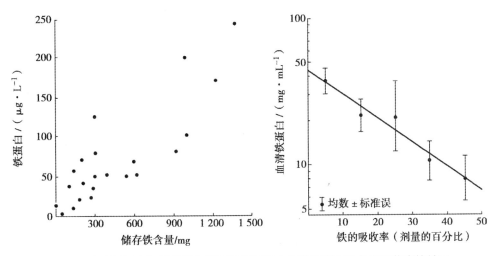

图3-2　血清铁蛋白与机体贮存铁量的关系及血清铁蛋白与机体铁吸收率的关系

3. 血清铁蛋白与骨髓铁染色之间的关系　当研究者们发现SF和骨髓铁染色都与机体铁贮存状况高度相关时，开始探索SF与骨髓可染铁二者之间的关系。加拿大学者Ali的研究是在18个月间收集医院患者248例，分别收集研究对象的静脉血和骨髓穿刺液，盲法检测SF的水平，并对骨髓样本进行普鲁士蓝染色反应后根据蓝染颗粒的多少将研究对象归类为骨髓铁耗竭、正常、增高三个等级，观察各个骨髓铁储存状况等级下SF的水平，结果发现随着机体骨髓铁含量的升高，SF的水平随之递增（图3-3）。Nelson等学者开展的研究与前述设计有所不同，但都得到了相同的结论即SF是反映骨髓铁存储的可靠指标，Nelson，Bezwoda，Jakobsen，Rybo 4位学者的研究不仅提出相同的结论而且报告了SF与骨髓铁可染物的相关关系的大小即相关系数及其显著性，结果见表3-2。

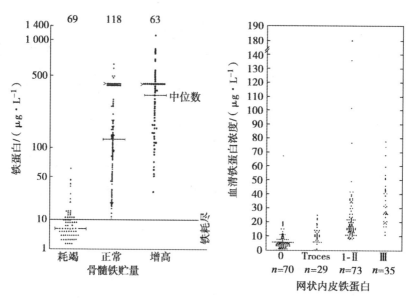

图 3-3　血清铁蛋白与骨髓贮存铁的关系及血清铁蛋白与骨髓铁含量的关系

表 3-2　血清铁蛋白与骨髓铁可染物的相关系数及其显著性

作者	年份	国家	相关性	相关系数	相关系数显著性
R.Nelson	1978	美国	血清铁蛋白与骨髓 BIS	0.75	$P < 0.000\ 05$
W.R.Bezwoda	1979	南非	血清铁蛋白对数值与骨髓 非血红素铁的对数值	0.85	$P < 0.001$
E.Jakobsen	1982	挪威	血清铁蛋白对数值与 非血红素铁的对数值	患者 0.67 对照 0.77	$P < 0.05$
E.Rybo	1985	瑞典	血清铁蛋白与骨髓含铁颗粒计数	0.44	$P < 0.05$

三、铁蛋白判断值

俞丹在综述分析铁检验指标基础上，对铁蛋白界值进行了 Meta 分析。从 Meta 分析结果来看，SF12～20μg/L 组虽然特异度（95.9%）和阳性似然比（PLR）（15.453）高于其他两组，但灵敏度（76.7%）明显低于其他两组，如果以此界值作为铁缺乏的诊断标准则漏诊率过高。25μg/L 组及 30μg/L 组与 36～60μg/L 组相比，其灵敏度（87.7%）和特异度（94.4%）都优于 36～60μg/L 组（灵敏度 83.6%，特异度 87.6%）。由于灵敏度和特异度均受临界值影响，而 DOR、SROC AUC 和 SROC Q* 三个指标则综合考虑了灵敏度和特异度，因此更能反映诊断效能，25μg/L 组及 30μg/L 组的 DOR 为 101.42，SROC 曲线下面积为 0.949 7，SROC Q* 为 0.890 1，均优于 12～20μg/L 组和 36～60μg/L 组。因此，Meta 分析的初步结论为，SF 诊断铁缺乏以 25μg/L 及 30μg/L 为界值其诊断准确性和综合效能较高。这项研究为制定人群铁筛查标准提供了科学基础（表 3-3、表 3-4、表 3-5）。

表 3-3　Meta 分析纳入研究的基本特征

作者	国家	发表年份	n	研究对象	SF检测方法	SF界值 / $(\mu g \cdot L^{-1})$
Janet Sorbie	加拿大	1975	20	健康学生	放射免疫法	40
M.A.A.Ali	加拿大	1978	248	临床患者	放射免疫法	12
Rodney Nelson	美国	1978	73	临床贫血患者	放射免疫法	30
Jorge Mazza	英国	1978	86	临床患者	放射免疫法	18
Jukka Puolakka	芬兰	1980	17	学生志愿者	放射免疫法	50
Donald T.Forman	美国	1980	48	临床患者	放射免疫法	15
J.Robert Beck	美国	1981	73	临床患者	放射免疫法	20
J.C.Sharma	英国	1984	35	临床贫血患者	放射免疫法	30
Esko Harju	芬兰	1984	123	门诊患者	放射免疫法	25
Gordon H.Guyatt	加拿大	1990	235	临床患者	放射免疫法	45
Leif Hallberg	瑞典	1993	174	人群随机抽样样本	放射免疫法	16
KH Ong	新加坡	2005	92	临床患者	微粒子酶免法	60
王彦华	中国	2007	252	临床贫血患者	ELISA	50
殴阳维富	中国	2008	405	缺铁性贫血疑似患者	化学发光法	36

表 3-4　纳入研究 SF 诊断铁缺乏的准确性参数

研究	真阳性 TP/ 例	假阳性 FP/ 例	假阴性 FN/ 例	真阴性 TN/ 例	灵敏度	特异度	阳性似然比 PLR	阴性似然比 NLR	诊断比值比 DOR
Janet Sorbie	7	1	0	12	1.00	0.92	8.75	0.07	125.00
M.A.A.Ali	49	0	20	179	0.71	1.00	254.57	0.29	866.85
Rodney Nelson	9	3	1	60	0.90	0.95	18.90	0.11	180.00
Jorge Mazza	15	3	4	64	0.79	0.96	17.63	0.22	80.00
Jukka Puolakka	9	0	0	8	1.00	1.00	17.10	0.05	323.00
Donald T.Forman	3	2	8	35	0.27	0.95	5.05	0.77	6.56
J.Robert Beck	49	10	2	12	0.96	0.56	2.11	0.07	29.40
J.C.Sharma	19	0	3	13	0.86	1.00	23.74	0.16	150.43

续表

研究	真阳性 TP/例	假阳性 FP/例	假阴性 FN/例	真阴性 TN/例	灵敏度	特异度	阳性似 然比 PLR	阴性似 然比 NLR	诊断比 值比 DOR
Esko Harju	65	4	9	45	0.88	0.92	10.76	0.13	81.25
Gordon H.Guyatt	70	15	15	135	0.82	0.90	8.24	0.20	42.00
Leif Hallberg	52	2	17	103	0.75	0.98	39.57	0.25	157.53
KH Ong	28	2	12	50	0.70	0.96	18.20	0.31	58.33
王彦华	116	5	21	110	0.85	0.96	19.47	0.16	121.52
殴阳维富	126	51	22	206	0.85	0.80	4.29	0.19	23.13

表 3-5 不同 SF 临界值组诊断参数合并值及 SROC 分析结果

	SF 临界值 / $\mu g \cdot L^{-1}$		
	12 ~ 20($n=5$)	25 或 30($n=3$)	36 ~ 60($n=6$)
灵敏度	0.767(0.705,0.821)	0.877(0.799,0.933)	0.836(0.797,0.870)
特异度	0.959(0.934,0.976)	0.944(0.888,0.977)	0.876(0.846,0.901)
阳性似然比	15.453(2.041,116.976)	14.087(7.008,28.317)	9.507(4.761,18.985)
阴性似然比	0.286(0.147,0.556)	0.136(0.083,0.225)	0.197(0.153,0.255)
诊断比值比	64.096(15.863,258.98)	101.42(36.137,284.64)	50.452(25.121,101.32)
SROC AUC	0.936 4(0.043)	0.949 7(0.039)	0.916 5(0.012)
SROC Q*	0.872 9(0.054)	0.890 1(0.052)	0.849 4(0.014)

注：SROC AUC，受试者工作特征曲线下面积；SROC Q*，综合受试者工作特征曲线 Q 值；灵敏度、特异度、阳性似然比、阴性似然比、诊断比值比的结果采用中位数（25 分位数，75 分位数）表示，SROC AUC 和 SRCO Q* 的结果采用均数（标准差）表示。

根据 WHO 推荐的血清（血浆）铁蛋白界值以 12μg/L 或 15μg/L 判定，此时已为铁耗竭状态。可以肯定小于此界值的人群一定为铁缺乏，但是此界值保证了指标的特异性，敏感性却较低。比如，有些国家使用铁蛋白水平的 P5 作为诊断铁缺乏的特异界值，英国 < 16μg/L，芬兰 < 14μg/L 为诊断铁缺乏的判定标准。Guyatt 等进行系统综述后得出结论：认为铁蛋白 50μg/L 有 50% 的可能性存在缺乏骨髓可染铁。他们认为需要确定血清铁蛋白浓度超过 100μg/L 是否个人铁充盈，这个观点被其他研究者响应。此外，健康女性中获得的骨髓可染铁的 99% 置信限为 70μg/L。重新分析早期的一项瑞士研究，Hallberg 等发现伴随铁缺

乏红细胞生成的铁缺乏开始于铁蛋白浓度为 25 ~ 40μg/L 之间。在铁充足的妇女中，血红蛋白的中位数（P50）为 136g/L，血清铁蛋白为 42μg/L，这些参数非常接近参加项目男性的较低参考值。Rodney Nelson 和 J.C.Sharma 使用放免法检测血清铁蛋白水平，推荐的血清铁蛋白诊断临界值均为 30μg/L。中国的研究者王彦华建议使用 ELISA 法检测血清铁蛋白水平，判定铁缺乏的临界值为 50μg/L。而欧阳维富采用化学发光法测定血清铁蛋白，通过诊断试验认为血清铁蛋白诊断临界值为 36μg/L 时灵敏度和特异度均比较理想，诊断效能最高。Leif 等人将机体有无骨髓可染铁作为判断机体是否缺铁的标准，研究了骨髓可染铁与血清铁蛋白值的对应关系，研究结果揭示了缺铁人群和不缺铁人群血清铁蛋白值有一定范围的重叠。即用现行 WHO 标准血清（血浆）铁蛋白值 < 15μg/L 评价机体铁状况时，可能会低估一部分人铁缺乏状况。

为了更好地评估铁缺乏界值，研究组以骨髓铁染色为金标准，对血清（血浆）铁蛋白进行了 Meta 分析，结论认为血清铁蛋白为 25μg/L 和 30μg/L 时检验效能最高，《人群铁缺乏筛查方法》（WS/T 465—2015）推荐血清（血浆）铁蛋白筛查年龄 ≥ 5 岁以上的人群铁缺乏判定标准为 < 25μg/L。此结果与 1992 年 COOK 等对于铁缺乏的综述中铁蛋白的判定标准一致，且与多篇以 ROC 曲线进行指标研究的论文中提到的以 SF 为 25 ~ 30μg/L 作为判断铁缺乏的金标准一致，WHO 在 2001 年《缺铁性贫血评估、预防和控制—项目管理指南》报告中也提到铁蛋白为 12 ~ 24μg/L 存在潜在铁缺乏。但是此 Meta 综述目标对象主要为成人，所以本标准中 < 5 岁儿童的界值在无炎症情况下仍参照 WHO 的标准 < 12μg/L，≥ 5 岁的人群无炎症时铁缺乏判定标准为铁蛋白 < 25μg/L。

炎症对铁蛋白影响：在感染或炎症广泛发生的地区，很难通过血清（血浆）铁蛋白来判定铁缺乏。如果感染性疾病持续存在，同时测定两种急性期反应蛋白，C- 反应蛋白（CRP）和 α1- 酸性糖蛋白（AGP）将有助于解释血清（血浆）铁蛋白值。感染及炎症使铁蛋白值升高时采用的一种方法是提高铁蛋白的界值，WHO 在 2001 年《缺铁性贫血评估、预防和控制—项目管理指南》报告中对 < 5 岁儿童有炎症时判断铁缺乏的铁蛋白浓度提高至 30μg/L。另一种方法是基于铁蛋白计算患病率时，排除 CRP 或 AGP 浓度升高的个体。目前，很多营养调查根据 CRP 的正常与否来判断 SF 值可信程度。CRP 为急性时相蛋白的一种，由肝脏合成，在急性创伤和感染时，在血液中浓度急剧升高，是急性时相反应的一个极灵敏指标。有研究表明机体处于感染状态时，CRP 的改变远早于体温、外周血白细胞计数改变，且 CRP 是所有急性时相蛋白中对炎症反应最为敏感的蛋白。CRP 的应用在很大程度上提升了营养调查的质量。但是，在机体发生急性时相反应过程中，CRP 升高与降低的时间是否与 SF 升高时间一致有待研究。很有可能在一些人群中 CRP 结果呈阴性，但实际 SF 受炎症影响而升高，从而低估人群缺铁状况。结合其他 APP（如 AGP）也许更有利于揭示机体是否感染炎症。Feelders 等研究发现，在机体发生炎症感染后 6 小时 CRP 开始升高，48 小时后达到顶峰，随后开始下降；AGP 在炎症后 24 小时升高到顶峰，

并可持续 5～6 天；SF 在炎症后 48 小时升高到顶峰，并可持续 10 天。与 CRP 相比，AGP 对炎症反应的时间稍晚，但其持续时间长。在慢性、亚临床感染中，AGP 可能更适合用于判断机体炎症状态。在急性时相初期，SF 的变化趋势与 CRP 的变化相似；而在急性时相后期，SF 依然保持高浓度水平，其变化趋势与 AGP 变化更相似。因此，在感染初期，CRP 浓度可能适于反映 SF 的变化，在感染后期适于用 AGP 反映 SF 的变化。故同时测定 CRP 和 AGP 更利于全面反映炎症状态，也更利于了解 SF 所反映的铁状况。当 CRP 升高而 AGP 正常时，说明机体处于炎症感染初期；如果 CRP 和 AGP 都升高，说明感染处于急性期；当 CRP 正常而 AGP 升高时，说明机体处于慢性感染状态。临床化学国际联盟推荐 CRP 界值为 10mg/L，但指出健康的人群 CRP < 5mg/L，且在 2012 年 WHO 颁布的 2010 年在巴拿马起草的报告《评估人群铁和维生素 A 的重点》中以 CRP > 5mg/L 判定为炎症，以 AGP > 1g/L 判定为炎症。

THURNHAM 等对炎症影响情况下 SF 判定铁缺乏的界值进行校正，首先采用 CRP 和 AGP 筛查是否有炎症，再根据 CRP 和 AGP 判定值的不同组合，分别参考相应的 SF 判定值。Meta 分析后结论认为 CRP 和 AGP 两个指标任何一个高于判定值，则炎症对于铁蛋白的影响增加 26%，如果两个指标同时高于判定值，则炎症对于铁蛋白的影响增加 83%。所以在无炎症情况下，< 5 岁人群血清（血浆）铁蛋白判定铁缺乏的判定值为 12μg/L，在 CRP 或 AGP 两个指标任何一个大于判定值时，铁蛋白判定值变为 12×（1+26%）=15μg/L，如果 CRP 和 AGP 两个指标同时大于判定值，铁蛋白判定值变为 12×（1+83%）=22μg/L。≥ 5 岁人群血清（血浆）铁蛋白判定铁缺乏的判定值为 25μg/L，在 CRP 和 AGP 两个指标任何一个大于判定值时，铁蛋白判定值变为 25×（1+26%）=32μg/L，如果 CRP 和 AGP 两个指标同时大于判定值，铁蛋白判定值变为 25×（1+83%）=46μg/L。

四、铁蛋白、C- 反应蛋白和 α1- 酸性糖蛋白检测方法

采血方法：我国已有《临床化学检验血液标本的收集与处理》（WS/T 225—2002）的标准，本方法中的取血采用静脉取血，按 WS/T 225—2002 分离得到血清（血浆），按照美国 2009 年营养调查实验室操作说明书的方法进行保存，每个指标测定时需要量为 5～20μL，但上机管中需采集至少 150μL。

测定方法：采用 WHO 和国际血液学会（ICSH）推荐的方法测定铁蛋白、C- 反应蛋白和 α1- 酸性糖蛋白。酶联免疫法快速灵敏、特异性较强，易于实现自动化，是应用比较广泛的方法。免疫比浊法的敏感度较高，特异性较好，获得结果迅速，准确度高，但对仪器要求较高。发光免疫技术具有明显的优越性，如灵敏度、密度和准确度高，无毒害，测定耗时短，自动化程度高。血清（血浆）铁蛋白的测定，通常是采静脉血用酶联免疫吸附法（ELISA）、免疫比浊法或电化学发光免疫分析。铁蛋白、C- 反应蛋白、α1- 酸性糖蛋白都有统一的标准物或参考物，所以通过批准的试剂盒都应经标准蛋白校正。

第三节　缺铁性贫血及诊断

营养素参与基因的合成及转录调控、参与蛋白质合成，是红细胞形成携氧功能的基础。铁、叶酸、维生素 B_6 和维生素 B_{12} 等微量营养素作用于红细胞、血红蛋白以及血红素的形成，例如叶酸是嘌呤和嘧啶合成的碳供体，嘌呤和嘧啶则是 DNA 和 RNA 的基础结构物质，同时叶酸是 DNA 和 RNA 甲基化的碳供体，甲基化则是表观遗传的核心调控方式。又如维生素 B_{12} 是甲基转移酶、核苷酸还原酶等的辅酶，作用于叶酸代谢和 DNA 功能，因而叶酸和维生素 B_{12} 影响红细胞的形成和分化。铁缺乏会导致血红素（铁卟啉）不能正常合成，影响血红蛋白合成和红细胞分化，而铁代谢又与维生素 A 和维生素 C 密切关联，因而微量营养素缺乏可造成红细胞数量减少及形态学变化、导致铁卟啉及血红蛋白数量减少。这些代谢变化最终会引起人体组织氧供应不足或缺氧，表现为贫血的临床症状，出现可观测的苍白、虚弱、疲惫、萎靡、心悸并引发黏膜、精神、脏器等疾病。利用血液颜色的深浅可以较为简便地检测一个人的血红蛋白是否低于健康人血红蛋白范围，这使得贫血比其他营养缺乏病更早地实现了医学诊断，成为较少与营养相关的临床检验指标。

贫血是广泛存在的营养相关疾病，是全球性公共卫生问题，对健康以及社会、经济发展产生重要影响。严重贫血会增加妇女、儿童的死亡率，缺铁性贫血的危害包括儿童的认知和体格发育、妇女的劳动能力下降，此外，手术患者的高贫血率会增加术后并发症和死亡率。2019 年全球营养状况报告显示，全球贫血人口数为 20 亿。我国 2020 年发布的营养与健康监测数据显示，我国贫血患病率为 8.7%，即我国仍然有超过 1.2 亿贫血人口，对比 2002 年的 20.1% 和 2012 年的 9.7%，下降趋势明显。

一、国际贫血筛查方法的共识

WHO 于 1958 年组织专家编写了《贫血干预技术报告》，其中首次推荐了贫血诊断指标和阈值。规定成年男性 Hb 低于 14（g/100mL）、成年女性低于 12（g/100mL）、孕妇低于 10（g/100mL）、6 个月到 14 岁儿童低于 11.5（g/100mL）诊断为贫血。1968 年 WHO 组织编写了《营养性贫血报告》，重新定义了判定贫血的血红蛋白界值，提出了 6 个月到 6 岁儿童血红蛋白低于 11（g/100mL）、6～14 岁儿童低于 12（g/100mL）、成年男性低于 13（g/100mL）、成年女性（非孕妇）低于 12（g/100mL）、孕妇低于 11（g/100mL）诊断为贫血。1974 年 WHO 发布的《营养性贫血的控制》中提到 1968 年标准过于简单，各个国家如果有基于本国数据进行界值定义则更理想。1989 年 WHO 发布《通过初级健康保障预防控制缺铁性贫血》，报告中指出皮肤厚度和色素判断严重贫血可靠性差，最好采用实验室检测血中 Hb 和 HCT 进行诊断。两个指标都可以通过静脉血或毛细血管血进行检测，并推荐了 Hb 和 HCT 的界值是"健康"人的 Hb 和 HCT 年龄别的第 5 百分位。"健康"的定义是排除了可能有铁缺乏的人群。之后多篇研究报道中指出了"健康"人群的规定，所测定的健康人群应当排除有营养缺乏症的患者，排除方法可以采用在该人群中预先补充营养素，如铁和叶酸，补充一个阶段后再测定 Hb 含量，或者应用实验室方法检出营养素缺乏者。美国第 2 次全国营养调查（NHANES Ⅱ）就是采用这种标准方法获得正常参考值。还应排除有家族史，如遗传性贫血史、镰刀型细胞贫血、溶血性贫血或地中海贫血；慢性疾病，如癌症、肾病、肝衰竭或 HIV/AIDS；重度吸烟者；居住在高海拔地区；计算妇女样本时要排除孕妇。此后，美国疾病预防控制中心（CDC）与 WHO 共同对各国人群的贫血数据进行了大量分析，更为细致地确定了健康人群 Hb 分布 P5，认为国家和地区以及人种之间（除了非洲血统）的正常 Hb 分布差别不显著，为修订贫血指标阈值奠定了基础。1998 年美国 CDC 发布《美国预防和控制铁缺乏建议》报告中对不同年龄的儿童、男性、女性、孕妇提出了贫血筛查 Hb 和 HCT 的界值，并对海拔、吸烟及种族的影响给出了校正值（表 3-6，表 3-7）。WHO 与 UNICEF、美国联合大学（UNU）共同于 2001 年发布了《缺铁性贫血评估、预防和控制—项目管理指南》。该指南推荐了目前各国普遍采用的贫血诊断指标阈值（表 3-8），它沿用了 1968 年的指标阈值，并对 5 ~ 14 岁之间的儿童进行了细分，同时推荐了不同海拔高度人群和吸烟人群的 Hb 和 HCT 的校正方法。在此基础上，国际营养性贫血咨询组（INACG）指导委员会于 2002 年提出了血红蛋白界值及影响因素校正，与 WHO 推荐值仅有很小的差别，不同年龄段及性别贫血的血红蛋白界值采用 WHO 推荐界值，对孕期的贫血界值进行了细化，并将种族对于血红蛋白界值的影响进行了校正，海拔对血红蛋白影响的校正值采用了美国 CDC 推荐的校正值。

表 3-6　美国 CDC 推荐贫血诊断指标阈值

	血红蛋白浓度 /(g·dL^{-1})	血细胞比容 /%
儿童(年龄 / 岁)	11.0	32.0
< 2	11.1	33.0
2 ~ 4	11.5	34.5
5 ~ 7	11.9	35.4
男(年龄 / 岁)		
12 ~ 14	12.5	37.3
15 ~ 17	13.3	39.7
≥ 18	13.5	39.9
非孕期、哺乳期妇女(年龄 / 岁)		
12 ~ 15	11.8	35.7

续表

	血红蛋白浓度 /(g·dL⁻¹)	血细胞比容 /%
15 ~ 17	12.0	35.9
≥ 18	12.0	35.7
孕妇(孕周 / 周)		
12	11.0	33.0
16	10.6	32.0
20	10.5	32.0
24	10.5	32.0
28	10.7	32.0
32	11.0	33.0
36	11.4	34.0
40	11.9	36.0
孕期		
孕早期	11.0	33.0
孕中期	10.5	32.0
孕晚期	11.0	33.0

表 3-7　美国 CDC 推荐海拔和吸烟影响血红蛋白和血细胞比容校正值

	血红蛋白浓度 /(g·dL⁻¹)	血细胞比容 /%
海拔 /ft		
3 000 ~ 3 999	+0.2	+0.5
4 000 ~ 4 999	+0.3	+1.0
5 000 ~ 5 999	+0.5	+1.5
6 000 ~ 6 999	+0.7	+2.0
7 000 ~ 7 999	+1.0	+3.0
8 000 ~ 8 999	+1.3	+4.0
9 000 ~ 9 999	+1.6	+5.0
10 000 ~ 11 000	+2.0	+6.0
吸烟者 (包 /d)		
0.5 ~ < 1.0	+0.3	+1.0
1.0 ~ < 2.0	+0.5	+1.5

续表

	血红蛋白浓度 /(g·dL⁻¹)	血细胞比容 /%
≥ 2.0	+0.7	+2.0
全部吸烟者	+0.3	+1.0

表 3-8　WHO 贫血诊断指标阈值

组别	血红蛋白 /(g·L⁻¹)	血细胞比容/(mmol·L⁻¹)	血细胞比容/(L·L⁻¹)
6 ~ 59 月龄儿童	110	6.83	0.33
5 ~ 11 岁儿童	115	7.13	0.34
12 ~ 14 岁儿童	120	7.45	0.36
非孕妇女 , > 15 岁	120	7.45	0.36
孕期妇女	110	6.83	0.33
男性 , > 15 岁	130	8.07	0.39

　　1966 年国际血液标准化委员会（ICSH）推荐氰化高铁血红蛋白测定法作为 Hb 测定标准法。1978 年国际临床化学联合会和世界病理学会联合会发表的国际性文件中重申了氰化高铁血红蛋白测定法，由于其具有稳定、操作简单、经济等优点，成为血红蛋白检测的"金标准"。美国第 3 次全国营养调查中（NHANES Ⅲ）采用血细胞分析仪进行血红蛋白和血细胞比容测定，并对血细胞比容使用微量压积法进行验证。

二、我国贫血标准的前期研究工作

　　我国于 1997 年颁布国家标准《儿童少年血红蛋白筛检》（GB/T 17099—1997），标准中规定了儿童少年血红蛋白筛查的界值（表 3-9），及血红蛋白检测方法——氰化高铁法。国内公共卫生部门筛查贫血时大多采用 WHO 标准，如 2002 年中国疾病预防控制中心营养与健康所进行的全国居民营养与健康调查的贫血情况、对于中国 5 岁以下儿童贫血状况的 15 年变化分析、中国学生体质调查组对中国学生贫血状况的观察、西安交通大学在拉萨地区进行的孕期妇女血红蛋白水平研究等，均采用了 WHO 推荐的贫血筛查血红蛋白界值。而临床上大多采用临床诊断标准，即在海平面地区 Hb 低于以下水平可诊断为贫血：成年男性 120g/L、成年女性（非妊娠）110g/L、孕妇 100g/L。随着自动化血细胞分析仪的广泛应用，多种红细胞参数包括 MCV、MCH、MCHC 和 RDW、Ret-He 等也已广泛应用于贫血鉴别诊断，结合血清铁蛋白（SF）和可溶性转铁蛋白受体（sTfR）等，对不同贫血的鉴别诊断有参考价值。

表 3-9 儿童少年血红蛋白正常值下限

年龄 / 岁	性别	血红蛋白正常值下限 /(g·L^{-1})
6 ~	男、女	110
12 ~	男	120
	女	115
15 ~ 17	男	130
	女	120

中国居民营养与健康状况调查中血红蛋白的测定使用氰化高铁法，其他公共卫生部门也普遍采用氰化高铁法，随着 UNICEF 项目在中国开展，中国也逐渐引入了 Hemocue 血红蛋白仪，由于其便携、操作简单、快速、可持续测量，应用越来越广泛。临床上常采用全自动血细胞分析仪进行快速、多指标测定。

三、贫血的定义、分类、成因及影响因素

临床术语，贫血是指循环血液中红细胞总量不能满足生理需要；公共卫生术语，贫血定义为血红蛋白浓度低于给定的标准参考值。

按机制可将贫血分为三类：①红细胞生成减少，由于缺乏铁、叶酸、维生素 B$_{12}$，其他原因包括骨髓疾病等引起；②红细胞破坏增加，溶血性贫血，原因可能是遗传，如镰刀型红细胞贫血、地中海贫血、球形红细胞贫血，另一种原因是患病，如自身免疫性贫血、血栓性血小板减少性紫癜、疟疾、溶血性尿毒症；③失血，如肠胃出血，手术或受伤。

细胞形态学将贫血分为四类：①大细胞性贫血，如巨幼红细胞贫血；②正常细胞性贫血，如再生障碍性贫血或急性失血性贫血等；③小细胞低色素性贫血，如缺铁性贫血、地中海贫血、铁粒幼细胞贫血等；④单纯性小细胞贫血，正常色素性贫血，主要见于慢性感染或慢性肝、肾脏疾病。

贫血的诊断方法主要包括：①一般性诊断，如病症、问诊、体格检查、膳食调查等；②组织学检测，如骨髓组织学检查、外周血细胞组织学检查等；③生化检测，如红细胞计数、血细胞比容、平均红细胞体积、网织红细胞血红蛋白含量、血红蛋白含量等。其中血红蛋白含量（Hb，g/L）是最为常用的诊断指标。

血红蛋白的影响因素包括年龄、性别、吸烟、海拔、孕期、种族等，不同因素对血红蛋白的影响原因也各不相同。孕期由于血容量增加导致血红蛋白浓度下降。吸烟导致血红蛋白浓度升高的原因是吸入一氧化碳导致碳氧血红蛋白升高，碳氧血红蛋白无携氧能力，血红蛋白浓度代偿性升高。海拔升高到 1 000m 以上时，血红蛋白浓度对较低部分氧气压力和血氧饱和度有调节性的响应。海拔对血红蛋白的影响有以下 4 种校正方法，2002 年

中国居民营养与健康调查分析贫血率时，海拔校正采用了 Dallman 等提出的校正方法。

美国 CDC：$\Delta Hb = -0.032 \times Alt + 0.022 \times Alt^2$。

其中 ΔHb 是随海拔增加血红蛋白的变化值，Alt 是海拔（1 000m×3.3）。

Dirren：$Hb_{sea-level} = Hb_{measured} - 3.44 \times [e^{(0.000\,633 \times Alt)} - 1]$。

其中 $Hb_{sea-level}$ 代表校正后的血红蛋白值，Alt 代表海拔（m）。

Cohen 和 Hass：$Hb = 120 + 16.3 \times e^{0.000\,38 \times (Alt-1\,000)}$。

Dallman：海平面以上海拔每增加 1 000m，血红蛋白值增加 4g/L。

四、检验方法

血红蛋白含量测定方法较多，氰化高铁法、叠氮高铁血红蛋白法、十二烷基硫酸钠血红蛋白测定法等。近年来现场监测逐渐使用血红蛋白仪。临床上则常采用全自动血细胞分析仪。血红蛋白测定方法的规范化对于贫血筛查有着重要的意义。

贫血是我国最常见的营养性疾病之一。对贫血的监测、调查和研究将在我国长期进行。但由于贫血诊断标准不统一，导致数据准确性和精确性较差，不能真实反映贫血状况，且会形成较大的社会资源浪费。所以，我国制定颁布了卫生行业标准《人群贫血筛查方法》（WS/T 441—2013）。

第四节　缺铁性贫血筛查标准

一、《人群贫血筛查方法》内容和技术指标

人群缺铁性贫血是指由于铁缺乏导致的贫血，但在具体的贫血分析中，很难确定贫血的发生究竟是源于铁缺乏，还是其他原因。虽然通过血涂片可以从小细胞和低色素角度给予佐证，但过程比较繁复。因此实践中，学者们通常将铁缺乏和贫血的检验结果结合分析，即通过血红蛋白水平判断为贫血，又从铁蛋白水平分析判断为铁缺乏，则将该例筛查诊断为缺铁性贫血。从理论上看，这种判断方法显然会带来可能错误的结论，例如一个人筛查为贫血，虽然其铁缺乏，但其贫血未必一定是由铁缺乏导致的。因而，铁缺乏和贫血叠加判断缺铁性贫血会导致结果偏差，但总体上这个偏差是可接受的。铁缺乏检验和判断方法参照前述，本节介绍贫血筛查方法。

二、人群贫血筛查判定界值的确定

确定血红蛋白、血细胞比容为贫血筛查指标。贫血的定义是红细胞占总血的体积或血红蛋白的含量下降到正常值以下。血红蛋白和血细胞比容因为测定准确、直接、简单被选

为贫血筛查指标。WHO、UNICEF、UNU 等国际组织均推荐血红蛋白、血细胞比容两个指标为贫血筛查的指标。

1. 不同年龄及性别人群的指标界值　世界上大部分国家采用 2001 年 WHO 推荐的贫血诊断阈值，美国 CDC 及少数欧洲国家采用的是 1998 年美国 CDC 推荐的贫血诊断阈值，两个诊断标准的界值很相近，2002 年 INACG 提出的不同年龄段、性别血红蛋白界值与 WHO 相同。所以《人群贫血筛查方法》（WS/T 441—2013）标准制定中不同年龄段、性别的贫血标准依据是采用 WHO 2001 年《缺铁性贫血评估、预防和控制—项目管理指南》中的贫血诊断阈值。

2. 血红蛋白受海拔因素影响的校正值　WHO 2001 年《缺铁性贫血评估、预防和控制—项目管理指南》中海拔校正结果来源于 Hurdato 等的研究及 1989 年美国 CDC 研究的儿童及育龄妇女贫血标准，除此之外，Dirren、Cohen 和 Hass 等多项研究分析了海拔对于血红蛋白的影响并得到了校正曲线或公式，结果均与 WHO 推荐结果相似，《人群贫血筛查标准》其值与依据是完全等同采用 WHO 2001 年《缺铁性贫血评估、预防和控制—项目管理指南》中对海拔进行 Hb 和 HCT 的校正值。

3. 确定血红蛋白及血细胞比容检测方法　采用国际血液标准化委员会（ICSH）推荐的氰化高铁血红蛋白法测定血红蛋白含量。血红蛋白仪由于其便携、准确、稳定，易于现场测定而被 WHO 推荐。美国 CDC 在 NHANES Ⅲ 中使用了全自动血液分析仪的方法，因为全自动血液分析仪测定快速、准确，在临床上应用广泛，本标准也推荐使用。测定血细胞比容的传统方法为"温氏法"，微量压积法是改良后的方法，因检测精密度高、结果准确及血浆残留量小等，已被美国临床和实验室标准协会（CLSI）和 ICSH 分别推荐为血细胞比容的参考方法和"替代参考方法"。而全自动血液分析仪因其在临床上广泛应用，且据文献报道与传统方法没有显著性差异，也被作为推荐使用。

铁缺乏及缺铁性贫血营养干预

全球营养不良问题主要包括三类：饥饿或营养不足、微量营养素缺乏、超重和肥胖。饥饿主要由自然灾害、战乱、区域或种族冲突等因素导致，全球有超过 8.1 亿的人口存在饥饿，饥饿需要通过国际救援、国家秩序、生产提高等方法来消除。

目前全球微量营养素缺乏人口数达到 20 亿。微量营养素缺乏，也被形象地称为隐形饥饿，指食物能量供应可以得到保障，但微量营养素摄入不足。微量营养素包括维生素和矿物质。维生素分为脂溶性和水溶性，脂溶性维生素主要包括维生素 A、维生素 D、维生素 E、维生素 K，水溶性维生素为维生素 B_1（硫胺素）、维生素 B_2（核黄素）、尼克酸、泛酸、维生素 B_6（吡哆醇、醛、酸）、叶酸、维生素 B_{12}（氰钴胺素）、生物素、维生素 C、胆碱等。矿物质包括常量元素和微量元素，常量元素每日膳食摄入量超过 1g，包括钾、钠、钙、镁、磷、硫、氯 7 种。微量元素指在人体内的含量小于 0.01% 体重的矿物质，通常以 mg 或 μg 计重，已知的微量元素达 40 余种，主要是通过形成结合蛋白、酶、激素和维生素等产生作用。研究较多的微量元素分为人体必需的 8 种微量元素：铁、碘、锌、硒、铜、钼、铬、钴；人体可能必需的 5 种微量元素：锰、硅、镍、硼、钒；以及具有潜在毒性，但在低剂量时对人体可能是有益的 8 种微量元素：氟、铅、镉、汞、砷、铝、锂和锡。地球的微量元素资源丰富，土壤、水、动植物和微生物中都含有微量元素，人体可以通过食物获得所需的微量元素，维持机体健康。合理膳食、食物强化和营养素补充剂被认为是改善隐形饥饿的有效方法。

全球 50 亿成年人口中，超重和肥胖人口占 20 亿。肥胖是疾病，其还是高血压、糖尿病、高血脂等各类慢性非传染性疾病的主要成因。膳食能量摄入超过消耗、微量营养素缺乏、运动不足、社会压力以及环境危害物质均影响体重。合理营养和运动被认为是预防超重肥胖的主要策略。

铁是一种微量元素，提高膳食铁摄入量，使之满足机体铁需求量，即可达到干预目的。在临床上，依据铁缺乏的程度，可以给予较高的铁剂量用于治疗。而通常在亚临床铁缺乏和缺铁性贫血状况下，以增加膳食中富铁食物、食用铁强化食物或铁营养素补充剂，可以达到营养干预目的。各类铁营养干预的方法均有充足的营养干预观察研究数据证据支撑。

第一节 铁营养的膳食干预

通过筛查评估或通过已经有的资料了解到个体或群体存在铁缺乏或缺铁性贫血问题时，应该针对性进行缺铁性贫血干预或改善。其中膳食铁干预的方法和技术易被接受。

微量营养素缺乏与贫困、食物短缺和营养不良紧密相关，且在食物摄入不能满足营养需求的人群中普遍存在。单一微量营养素缺乏的情况较少，发现某一种微量营养素缺乏，通常标志着多种微量营养素的缺乏。对于饥饿或营养不足的人群，提供充足食物并增加食物多样性可以解决多种营养素缺乏的问题。此外，维生素和矿物质间的生理作用可以增加微量营养素的吸收和利用能力。合理膳食应首要保障充足和多样的食物供应，使食物消费实现可获得、可承担和可接受。

一、增加食物多样性

通过平衡膳食获得充足营养素供应一直是营养学倡导的首选营养改善或干预方法。平衡膳食基于传统饮食，不存在营养认知、接受性和法规标准方面的壁垒，但需要食物供应丰富，满足食物多样性以及营养配餐知识。食物多样性和营养知识依赖于社会经济发展，使得该方式在贫困地区或某些特殊人群中难以开展。

1. 在膳食中增加富铁食物 通常传统膳食能够提供满足需要的微量营养素，然而，儿童、孕妇、乳母和一些患者需要含量较高的含铁食物才能满足需要。如果某个地区或人群铁缺乏广泛存在，说明当地正常的膳食不能提供足够的铁。在这种情况下，增加食物多样性，促进富铁食物消费十分必要。缺乏食物多样性往往是铁缺乏和缺铁性贫血的主要膳食因素，以谷物或豆类为主的膳食地区容易出现铁缺乏和缺铁性贫血，应该促进动物食物、果蔬，特别是富含维生素C的果蔬消费以改善铁的摄入量，并促进铁的吸收利用。

食物中的铁有不同的存在形式，动物来源的铁为血红素铁，即卟啉铁，属于螯合铁。血红素铁受食物中铁吸收的抑制因子植酸和多酚等物质的影响较小，含铁血红素分子被认为可以整个分子通过肠道绒毛细胞膜上的主动转运通道，比离子形态的游离铁具有更高的吸收利用率，其吸收率可达到10%以上。相反的，植物性食物中铁以铁盐形态存在，容易在膳食及胃肠道中与其他大分子物质或络合性较强的植酸和多酚类物质形成难溶性化合物，使铁利用下降，植物性食物中铁吸收利用率较低，通常在10%以下，而以植物性膳食为主的膳食铁吸收率通常低于5%。富含铁的食物包括：牡蛎、肝、瘦红肉（特别是牛肉）、家禽、羊肉、猪肉、贝类食物、金枪鱼和三文鱼、鸡蛋（特别是蛋黄）、全谷物（面粉、小米、燕麦、糙米）、豆类（菜豆、大豆、干豆、四季豆）、种子（杏仁、巴西坚果）、果脯（西梅干、葡萄干、杏干）、蔬菜（西蓝花、菠菜、甘蓝、芦笋、蒲公英嫩叶）等。

缺铁性贫血可以通过膳食补充铁、维生素A、叶酸、维生素 B_{12} 以及维生素 B_6 等贫血相关的营养素摄入水平进行改善。在食物供应相对充足和食物多样性有保障的集体用餐人群中，开展营养配餐，通过在餐食中增加富铁食物，如动物肝脏、红肉、血制品等富含血红素铁，以及黑木耳、黑米、紫菜等含铁量高的食物来提供充足的营养素，使膳食中与贫血相关的营养素每日供应量达到 RNI，实现预防和控制贫血的目的。

2. 促进铁的吸收利用 改善食物的制备、加工方法，调整消费手段以增加膳食营养吸收促进剂，并去除抑制吸收的抑制剂，使可以保存可利用的微量营养素数量增加，并且使吸收最大化。增加铁吸收促进剂和减少铁吸收抑制剂包括以下内容。

促进铁吸收的食物包括：①血红素铁，动物性食物如肉、禽、鱼和海产品中富含该类铁；②维生素 C，各类水果和蔬菜维生素 C 含量较高，如柑橘、柠檬、番茄、花椰菜等；③经过加工、发酵或发芽的食物减少了植酸含量，如馒头、酱油和豆芽等食物的铁吸收利用均高于其食物原料，原因是过程中，铁从植酸结合态解离出来，从而增加了人体吸收利用。

抑制铁吸收的食物包括：①高植酸食物，主要包括谷物、豆类、坚果和其他种子食物，如各类谷物面粉、鲜豆角、巴旦木和胡麻子等；②富含多酚成分，如涩柿子和未熟透香蕉中单宁含量较高，又如茶叶和咖啡中含有较多的茶多酚；③钙、镁等矿物成分，矿物质与铁存在竞争性抑制，摄入过多会抑制铁吸收利用。

许多水果和蔬菜都含有多酚氧化酶，通过多酚氧化酶的氧化可以减少植酸和单宁水平以增加铁的吸收。家庭中将面粉发酵，可以一定程度上降解植酸，增加面粉中铁的生物利用率。对未熟透的食物如柿子和香蕉，应采用后熟方法如与苹果密闭混存，使其迅速脱涩。新鲜豆角等食物应加热烹饪至完全成熟，破坏铁络合物，促进铁利用。同时减少茶、咖啡等饮品摄入。

二、膳食铁缺乏和缺铁性贫血干预共识

中国营养学会"缺铁性贫血营养防治专家共识"工作组起草的缺铁性贫血营养防治专家共识对铁的膳食干预进行了综述和干预建议，以下为所作的推荐：

1. 一般人群 通过食物多样性和均衡膳食，达到《中国居民膳食营养素参考摄入量》中建议的各种营养素摄入量。如确定为缺铁性贫血，应增加摄入富含铁、维生素 C 等微量营养素的食物。减少摄入植酸、多酚含量较高的食物。应增加富含叶酸、维生素 A、维生素 B_6、维生素 B_{12} 等食物。如有条件，可寻求营养师的配餐指导以实现合理膳食。鼓励使用营养强化食品、营养补充食品、营养配方食品和膳食营养素补充剂。

2. 婴幼儿 对于早产儿、低出生体重儿，建议从出生 1 月后补充元素铁 2mg/（kg·d），并根据贫血筛查情况，补充到 12 月或 23 月。0～6 个月婴儿纯母乳喂养，如无母乳或母乳不足，应使用含铁的配方奶粉等喂养。满 6 月龄开始添加辅食。顺应喂养，从富铁泥糊状食物开始，每次只添加一种新食物，由少到多、由稀到稠、由细到粗，循序渐进。6～8

月龄母乳喂养婴儿最低喂养频次为每日 2 次，9～23 月龄母乳喂养婴儿为每日 3 次，6～23 月龄非母乳喂养婴儿为每日 4 次，以保证充足的能量摄入。每日辅食添加要包括 7 类基本食物中至少 4 类，其中必须有：谷类和薯类、动物性食品、蔬菜和水果。鼓励膳食营养素补充剂，根据铁营养及贫血状况，可使用膳食营养素补充剂。6～36 月龄婴幼儿个体应补充营养素补充剂，6～12 月龄婴儿每日补充 1.5～9.0mg 元素铁，13～36 月龄每日补充 1.5～10.8mg 元素铁。根据铁营养及贫血状况，可使用辅食营养补充食品，如营养包。

3. 孕妇和乳母　每日摄入绿叶蔬菜，整个孕期应口服叶酸补充剂 400μg/d。孕中、晚期应每日增加 20～50g 红肉，每周吃 1～2 次动物内脏或血液，乳母应增加富含优质蛋白质及维生素 A 的动物性食物，建议每周吃 1～2 次动物肝脏。不宜饮用浓茶、咖啡。根据铁营养及贫血状况，可使用营养强化的食物和膳食营养素补充剂。孕妇个体应补充营养素补充剂，每日补充 5～60mg 元素铁，持续整个孕期。也可每周一次补充，补充 120mg 元素铁、2 800μg 叶酸，持续整个孕期。根据铁营养及贫血状况，可使用营养补充食品，如孕妇、乳母营养补充食品。

4. 老年人　摄入充足的食物，保证大豆制品、乳制品的摄入。适量增加瘦肉、禽、鱼、动物肝脏、血的摄入。增加蔬菜和水果的摄入。饭前、饭后 1h 内不宜饮用浓茶、咖啡。鼓励膳食摄入不足或者存在营养不良的老年人使用含铁、叶酸、维生素 B_{12} 的营养素补充剂和强化食物。

第二节　食物铁强化

食物强化的目标是确保人群摄入充足的微量营养素。同时也为了补充食品加工过程中的微量营养素流失。在发达国家中，食物强化经历了近百年的历程。由于人们对微量营养素缺乏危害的认识不断深入和广泛，发展中国家也越来越重视食物强化。

一、食物强化

食物营养强化就是在作物育种、栽培施肥、食品加工生产、家庭食物烹饪和制作过程中，提高食物微量营养素含量的技术方法。由于应用历史较长，食物强化通常是指在食物加工过程中加入微量营养素营养强化剂的方法。作为区别，育种或栽培技术提高铁含量称为生物强化。食物强化包括两方面技术内容，即食物载体和营养强化剂的选择和使用。传统上受技术限制，谷物和调味品由于使用广泛，且不易受到强化而产生品质变化，较为适宜做为强化的食物载体。强化小麦面粉和加碘食盐，就是典型广泛性强化食品，在全球范围内都有应用，对改善碘缺乏和叶酸缺乏发挥了作用。

食物强化包括两大类，一类是针对普遍性微量营养素缺乏，由国家主导的食物强化，属于法规强制或标准要求的强制性食物强化（mandatory fortification），这个词听上去似剥夺了消费者的食物权利，有违食物强化的实际含义，近年来国际社会更多使用大众食物强化（mass fortification）或广泛性食物强化（universal fortification）来表述该类强化；另一类则是企业主导的食物强化，也叫自主性食物强化（voluntary fortification）。全球 120 多个国家开展的食盐加碘和 80 多个国家开展的小麦面粉叶酸强化就属于强制性食物强化，由于大众食物强化，一些曾经肆虐的营养缺乏病得到预防和控制，甚至被基本消除，如碘缺乏导致的甲状腺肿、叶酸缺乏导致的新生儿神经管畸形。而商业性的自主性食物强化则产品众多，涵盖多种预包装食品和生物强化食品，例如多种微量营养素强化的谷物早餐、维生素 C 强化的果汁饮料、维生素 A 和维生素 D 强化的烹调食用油等等。充分的科学证据表明食物强化具有低成本的营养改善效果，已经成为国际社会共识的微量营养素营养改善方法。

食物强化有三个突出特点，一是低成本，由于营养强化剂成本低廉，添加到食物当中对整体食物成本影响较小，甚至可以被企业直接消化；二是无需消费者具有营养知识，特别是大众食物强化，消费者正常使用碘盐就可以获得充足的碘，而不需要了解碘的知识后进行选择；三是消费者不需要因使用强化食物改变饮食习惯，例如食盐加碘后并无性状和用量的改变。

二、铁营养强化剂

食物强化需要使用标准允许使用的铁营养强化剂。我国《食品安全国家标准　食品营养强化剂使用标准》（GB 14880—2012）规定了铁营养强化剂的种类、使用范围和使用剂量。

1. 铁营养强化剂概述

（1）元素铁：元素铁粉末广泛用于强化谷物，但几种不同类型的元素铁的生物利用度并不完全一致。不同的元素铁粉末是由不同的处理过程产生。元素铁溶解度，与其大小，形状和铁粒子的面积有关，也与日常饮食的消耗有关。制作元素铁工艺过程差异较大，主要包括：氢还原铁粉，由实心的微小铁颗粒构成的粉体；电解质铁，每个铁粒在微观上呈现蜂窝状，比还原铁更容易被胃酸溶解；羰基铁，铁粒在微观上呈现洋葱样，具有更大的比表面积，被认为比其他元素铁具有更高的胃酸溶解性。元素铁基本上是纯的铁，价格较为低廉，且对味觉不产生刺激，被广泛应用于谷物粉及片剂的强化，但其吸收率和生物利用率较低，其营养作用长期受到质疑。评估研究结论是，电解质铁（< 45μm，325 目）已被证明具有一定的生物利用度，羰基铁和氢还原铁粉有与电解质铁相似的生物利用度。目前，雾化铁粉和一氧化碳还原铁是不推荐使用的，因为它们生物利用度更低。雾化铁粉指用高压水喷雾机发射铁水流的过程所形成的还原铁粉末。大颗粒铁（> 149μm 或 100目）可能在肠道中不溶，所以不能被用于食品添加剂。

（2）无机盐类铁营养强化剂：硫酸亚铁、焦磷酸铁和正磷酸铁等无机铁盐均进行过铁营养强化的尝试，水溶性的硫酸亚铁生物利用率可达 100%，难溶性的焦磷酸铁和正磷酸铁的生物利用率分别为 21%～74% 和 25%～32%。硫酸亚铁可以有效地改善人体铁缺乏状况，这得益于亚铁离子在中性和酸性环境中良好的溶解性，但是硫酸亚铁副作用较大，会对人体胃肠道引起较大刺激，尤其是直接服用难以让人接受。另外，游离的亚铁离子会催化食品中的油脂发生氧化，从而改变食品的色泽和气味，降低食品品质。为克服上述问题，20 世纪 90 年代出现了将硫酸亚铁微胶囊化后加入食品的报道，微胶囊化硫酸亚铁不会对食品基质造成不良的影响，保证了亚铁离子的有效性。但是，硫酸亚铁的有效性与食品基质的成分有较大关系，当食品中存在较多的铁吸收抑制因子时，如植酸、单宁等，硫酸亚铁的有效性会降低。

（3）有机盐类铁营养强化剂：有机盐类铁营养强化剂可以分为水溶性和水难溶 - 稀酸溶性两大类。水溶性的葡萄糖酸亚铁和乳酸亚铁等有机盐类铁营养强化剂的生物利用率和硫酸亚铁相当，但用于强化食品时，同样有降低食品品质的问题。难溶于水但可溶于稀酸的有机盐类铁营养强化剂，如富马酸亚铁、琥珀酸亚铁、蔗糖酸亚铁、柠檬酸亚铁和酒石酸铁等，由于水溶性差，对食品基质的影响较水溶性的铁盐小很多，而其有效性却因为在胃酸中的溶解性而下降较少，这类铁盐在成人铁营养强化食品中的生物利用率高于 60%，而在婴儿食品中的有效性会因为婴儿的胃酸浓度较低而下降。水难溶 - 稀酸溶性的有机盐类铁营养强化剂的出现，实现了铁营养强化食品的稳定性和有效性的平衡，推动了铁营养强化食品的发展。但是，有机盐类铁营养强化剂的有效性仍然会受到食品基质中铁吸收抑制因子的较大影响。

（4）络合铁类铁营养强化剂：乙二胺四乙酸铁钠（ferric sodium EDTA，NaFeEDTA）是这类铁营养强化剂的代表，这是一种 EDTA 与三价铁的络合物。NaFeEDTA 做为营养强化剂强化食品时，对食品本身性质改变较铁盐要小得多，且其安全性和有效性也已经得到证实，故欧盟和中国已批准其在铁强化食品中使用，尤其是在中国的铁强化酱油中得到了大力推广使用。WHO 在面粉强化指南中，推荐高提取率小麦面粉和玉米粉应优先使用 NaFeEDTA。EDTA 与亚铁或三价铁离子形成的可溶性络合物阻止了植物性食物中的植酸、单宁等抑制因子与这两种离子的结合，从而提高了植物性食品中铁的生物有效性。面粉、水果饮料等植物性食品中同时加入硫酸亚铁和 Na_2EDTA，其亚铁的生物有效性高于单独使用硫酸亚铁，这使得学界一度建议，不需要预先生产出 NaFeEDTA，作为低成本方式，将硫酸亚铁与 Na_2EDTA 等摩尔比例混合便可作为强化剂使用。但是有研究报道指出，这种混合使用的方式有时无助于铁的利用，认为是由于游离的 EDTA 亦可与其他食品成分结合而失去其对铁的络合能力，所以推荐先使 Na_2EDTA 与硫酸亚铁充分混合以后，再用作食物强化剂，但这样的建议带来更多技术问题，后来混合使用 Na_2EDTA 和 2^+ 铁的方法逐步停止使用。EDTA 与 2^+ 铁或 3^+ 铁的络合物在小肠内的吸收机制目前还有争议，有些研究发现，这种形式的铁可能是以络合物整体穿过小肠上皮细胞间隙而被动吸收。抗坏血酸能够显著增强食品中内源性铁的吸收，传统认为是 3^+ 铁被抗坏血酸还原为 2^+ 铁，因而更容易被肠上皮细胞吸收，但是抗坏血酸也能显著增强外源性硫酸亚铁的生物利用率，用传统的还原理论解释有些牵强。Thumser 等根据自己的研究，提出了抗坏血酸与 3^+ 铁形成复合物，该复合物通过细胞膜上不经过 DMT1 通道，而是经过抗坏血酸转运体（SVCTl）、Fe^{3+}-黏蛋白转运体系等通道，进入肠上皮细胞，这种机制可以解释抗坏血酸促进 2^+ 铁吸收的现象，但作为科学理论还需要进一步研究证据。总之，适宜络合或螯合的铁可能具有更好的铁吸收率，越来越多的络合型铁营养强化剂被研究和应用，如抗坏血酸亚铁（ferrous ascorbate），多糖络合铁包括羧基麦芽糖铁（iron carboxymaltose）、麦芽聚糖铁（iron ploymaltose）等，在缺铁性贫血的静脉注射治疗中取得了很好的效果，具有高效、副作用小的特点，但作为口服铁源时，有效性大大降低，效果低于硫酸亚铁。甘氨酸络合铁，如盐酸甘氨酸亚铁（ferrous bisglycinate hydrochloride）、硫酸甘氨酸亚铁（ferrous glycine sulfate）和三甘氨酸铁（ferric trisglycinate）等，在食品基质中的有效性好于硫酸亚铁，这可能得益于甘氨酸与亚铁形成的可溶性络合物，阻止了食物中的铁吸收抑制因子与亚铁的结合。甘氨酸络合铁的吸收受体内铁平衡状态的调节，其吸收模式与抗坏血酸亚铁类似，有可能是以络合物整体被吸收，但这些讨论均需进一步的研究证据。

2. 铁强化剂的选择　表 4-1 总结了用作食品添加剂的铁化合物的特点。铁强化在技术上具有一定的难度，高吸收利用率的铁剂往往易与食物载体中的成分发生反应，造成食物难以接受的感官变化。

铁化合物亦可按溶解性分为三大类：水溶性、难溶于水但易溶于稀酸、水不溶性也不易溶于稀酸。应选择与硫酸亚铁类似有较高相对生物利用率（relative bioavailability value，RBV），同时不会引起食物感官品质发生不良变化的铁化合物，成本也是一个重要的考虑因素。

表 4-1　常用于强化的铁化合物的铁含量、生物利用度 [a] 和估计成本

	%Fe	相对生物利用度	相对成本 [b]/mgFe
水溶性			
7 水合硫酸亚铁	20	100	1.0
无水硫酸亚铁	37	100	1.0
葡萄糖酸亚铁	12	89	6.7
乳酸亚铁	19	67	7.5
甘氨酸亚铁	20	> 100[c]	17.6
铁铵柠檬酸	18	51[d]	4.4

续表

	%Fe	相对生物利用度	相对成本 [b]/mgFe
乙二胺四乙酸铁钠	14	> 100[c]	16.7
难溶于水但易溶于稀酸			
富马酸亚铁	33	100	2.2
琥珀酸亚铁	35	92	9.7
蔗糖铁	10	74	8.1
水不溶性,不易溶于稀酸			
磷酸铁	28	25 ~ 32	4.0
焦磷酸铁	25	21 ~ 74	4.7
铁元素			
H 还原	97	13 ~ 148d	0.5
雾化	97	24	0.4
CO 还原	97	12 ~ 32	< 1.0
电解	97	75	0.8
羰基	99	5 ~ 20	2.2

a：相对生物利用度：相对某一铁强化剂的生物利用度，通常与硫酸亚铁比较，若将 7 水合硫酸亚铁成年人的生物利用度定为 100，则表中列出各铁强化剂的相对生物利用度值；

b：相对无水硫酸亚铁的成本，水合及无水硫酸亚铁每毫克铁成本是相同的；

c：若食物载体植酸含量高，比硫酸亚铁中铁更好地吸收，是其 2 ~ 3 倍；

d：微细粉的结果。

（1）水溶性铁化合物：硫酸亚铁因其价格便宜是目前最常用的水溶性铁强化剂。水溶性铁化合物易溶于胃液，具有最高的相对生物利用度，是食物强化的首选铁剂。然而，这些化合物有可能对食品感官品质产生不利影响，如在长期储存中改变食品的颜色和味道，造成酸败，并失去原有气味。此外多种营养素强化时，铁强化剂降解后形成的游离铁，易造成其他营养素氧化。水溶性铁化合物更适合用于短期内使用的谷类面粉强化中，如在温暖潮湿的条件下能够保存 1 个月、在寒冷干燥的条件下保存 3 个月的面粉。包装方式可减缓或抑制食品感官品质的变化。考虑到气候、面粉的脂肪含量、硫酸亚铁的种类和性质等因素，其是否适合作为强化剂需要进行预先评估。水溶性铁化合物经常使用在充分干燥的食品中，如意大利面和奶粉，以及婴幼儿配方奶粉等。

（2）难溶于水但易溶于稀酸的铁化合物：这类铁强化剂也能被很好地吸收，因为这些化合物易溶于正常健康成年人和青少年的胃中。在婴幼儿食品中应用时，考虑到婴幼儿分泌的胃酸较少，这类铁剂在婴幼儿体内可能难于吸收，所以需要进一步研究。除了患胃酸缺乏症的个体外，大多数人对这类铁化合物吸收与水溶性铁化合物相似。与水溶性铁化合物相比，这些化合物具有对食物的感官影响较小的优点。所以在水溶性铁化合物造成食物载体感官产生不可接受变化时，常作为第二选择铁剂。富马酸亚铁和蔗糖铁是这一组中最常用的铁化合物，在成年人中富马酸亚铁和琥珀酸亚铁与硫酸亚铁具有相同的生物利用度，前者用以强化婴儿谷物，而后者用于巧克力固体饮料。在委内瑞拉富马酸亚铁被用来强化玉米粉，中美洲推荐用于玉米粉强化。富马酸亚铁胶囊剂可以被用来减少因铁强化带来的玉米粉的感官变化。

（3）水不溶性也不易溶于稀酸的铁化合物：这类化合物最难被吸收，相对于硫酸亚铁只有约 20%～75% 的铁被吸收，然而这类铁强化剂由于对食物载体感官影响小且价格低廉，经常比高吸收的铁强化剂更容易被选择，在食品工业中被广泛使用。在食物中含有高铁吸收抑制剂时，通常这类强化剂被作为最后选择。使用这类铁强化剂时，最好选择吸收率不低于硫酸亚铁 50% 的铁剂，并通过增加添加量，如添加量达到硫酸亚铁用量的 2 倍或更高，即可平衡其低吸收率劣势，但可能仍然存在价格优势。这一类别铁强化剂中，磷酸铁化合物包括正磷酸铁和焦磷酸铁，相对生物利用度为 21%～74% 和 25%～32%，虽然溶解度低，但不会带来口感、风味和颜色的影响，一些婴儿谷类食品、含巧克力食品及大米强化选择这类铁强化剂。

3. 提高强化剂中铁吸收率的办法 强化剂中铁的生物利用度取决于其溶解度，并与饮食中铁的吸收以及铁吸收抑制剂有关，如肌醇六磷酸盐和酚醛化合物。减少抑制剂影响对于增加铁强化食品中铁的吸收总量特别有效。这些措施包括添加抗坏血酸、Na_2EDTA 和肌醇六磷酸盐等。

（1）添加抗坏血酸：在强化食品中加入抗坏血酸以提高铁的吸收，已成为一种被广泛使用的做法，但因为稳定性问题，不宜用于主食和调味品。添加抗坏血酸会使大多数铁化合物中铁吸收量大幅增加。智利采用铁、抗坏血酸及多种其他营养素强化奶粉，用于控制婴幼儿和儿童贫血，并作为一项公共卫生计划实施。

为提高铁的吸收，抗坏血酸要以抗坏血酸与铁摩尔比为 2∶1（重量比为 6∶1）加入。在大多数研究中，这一比率在成人及儿童中增加铁吸收 2～3 倍。较高的抗坏血酸∶铁摩尔比，推荐用于高植酸盐食品。

使用抗坏血酸主要的问题在于，在食物储存和加工烹饪过程中抗坏血酸会大量破坏损失，这会导致成本增加，使营养强化变得昂贵。

（2）加入乙二胺四乙酸钠（Na_2EDTA）：Na_2EDTA 与抗坏血酸相比优势在于，其加工和贮存期间性质稳定。其作用是通过在胃中低 pH 环境与铁螯合，阻止铁与抑制吸收的植酸或酚类物质结合。Na_2EDTA 促进食物铁和可溶性铁强化剂的吸收，但难以促进不溶性铁化合物的吸收，如富马酸亚铁，焦磷酸铁或铁元素。在可溶性铁化合物，如硫酸亚铁强化食品中添加时，建议 Na₂EDTA 与 Fe 的摩尔比从 1 : 2 到 1 : 1（重量比从 3.3 : 1 到 6.6 : 1），可增加铁的吸收 2～3 倍。用 Na₂EDTA 加硫酸亚铁或其他可溶性铁化合物，有利于吸收，从而替代价格较高的乙二胺四乙酸铁钠。Na₂EDTA 在许多国家是许可的食品添加剂，因而这种考虑具有可行性，但由于受到多种因素影响，如原料相对成本、EDTA 化合物可得性、食物载体感官稳定性及法规标准是否许可等，这种方法并未得到市场应用。

（3）谷类和豆类去植酸：谷物和豆类中的植酸含量，可通过几种方法大幅减少，去植酸方法特别适合以谷物为基础的补充食品或以豆类为基础的婴幼儿配方粉，植酸与铁的摩尔比应减少到至少 1 : 1 或不少于 0.5 : 1，可有效增加铁吸收。即便除去谷物中约 90% 的植酸，剩余植酸仍有强烈的抑制作用。通常使用植酸酶消除植酸的影响，通过传统工艺如浸种、发芽和发酵，激活天然谷类中的植酸酶。

4. 新型铁添加剂　在开发和测试新型铁化合物，特别是能更好降低铁吸收抑制剂影响的铁强化剂，已经取得了相当大的进展。

（1）乙二胺四乙酸铁钠（NaFeEDTA）：在高植酸食品中，NaFeEDTA 的铁吸收率是硫酸亚铁或富马酸亚铁的 2～3 倍，但在低植酸食品中，铁的吸收大体相同。NaFeEDTA 用于液体食品中可能会引起一些食品颜色变化。NaFeEDTA 有很多优点，在贮存谷物中具有较高的稳定性，不会促进其脂质氧化；在高浓度多肽食品如酱油和鱼露中不导致形成沉淀物。联合国粮农组织 / 世界卫生组织联合食物添加剂专家委员会已核准推荐 NaFeEDTA 的使用量为每人每天 0.2mg 铁 /kg 体重。

（2）硫酸亚铁和富马酸亚铁微囊剂：铁化合物的微囊剂已进行商业应用。铁通常用氢化植物油包覆，但单甘酯或甘油二酯、麦芽糊精、乙基纤维素等，也用于微囊壁材。微囊壳将铁与其他食物成分分开，主要用来防止食物感官的变化。在强化两种营养素的食盐（例如强化碘和铁食盐）中，用铁微囊剂有助于预防碘的损失，并减缓颜色变化。微囊包衣技术，可保持铁剂稳定，同时具有较高生物利用度。若微囊壁材选择适宜，可不改变铁的生物利用度。目前，铁微囊剂已被用在婴幼儿配方奶粉及婴幼儿麦片。在发展中国家，其将来的使用可能扩展到谷物粉，盐强化剂。微囊化使铁化合物的生产成本增加 3～5 倍，大约是铁剂成本的 10 倍左右。由于不同的微囊化方法对铁利用可能有所影响，因此微囊化铁在广泛使用前，应进行大鼠实验，研究其生物利用度。

（3）甘氨酸亚铁：甘氨酸亚铁螯合物中的铁基本不受铁抑制剂的影响。据报道，这种形式的铁在高植酸谷物和全玉米粉中吸收率比硫酸亚铁高 2～3 倍，但类似的化合物，如甘氨酸三铁在玉米中的吸收率并不高。甘氨酸亚铁可导致食物中脂肪过氧化，造成酸败，因而需同时使用抗氧化剂，否则其难以在谷物粉和辅食米粉等断奶谷物食品中应用。甘氨酸亚铁比其他铁化合物更为昂贵。

（4）微粒化焦磷酸铁：正如铁元素粉末可以通过减少粒径增加其生物利用率一样，不溶性铁盐也可通过微粉化到一个极小颗粒以增加其生物利用度。小颗粒（粒径＜1μm）只能由化学过程实现而不能通过物理研磨制备。微粒化焦磷酸铁是一种新开发的有潜在应用价值的铁化合物。焦磷酸铁的小颗粒（粒径0.5μm）用乳化剂包裹以使其分散在液体中，该化合物适用于液态和干燥的固态食品中。相比常规的焦磷酸盐（平均粒径约8μm），人体铁吸收率提高2~4倍。因为化合物不溶于水，预计不会产生食物感观问题，但有待充分验证。在日本微粒化焦磷酸铁用于液体奶和酸奶产品添加。但高成本是其主要的劣势。

5. 食品载体的感官变化检测　一旦铁强化剂已选定，当务之急是确定它们对食物感官性质的影响。最常见的问题是由于食品不饱和脂肪氧化出现酸败和颜色变化，如游离铁与谷物相互作用产生绿或蓝色、与巧克力或可可相互作用产生灰色，当铁加入盐时产生黄至红褐色变化。在不同条件下，同一种铁强化剂对同一食品的感官影响可能发生不同变化。

6. 特定食品加入铁强化剂的经验　适合用于特定食品载体强化的铁化合物列于表4-2中。铁强化已是普遍应用，例如，在拉丁美洲超过20个国家开展大规模的铁强化工作，通常是铁强化小麦或玉米粉。其他地区包括基于谷物的辅食、鱼露、酱油和牛奶，也有盐铁强化效果报告。谷物及其制品（如面包或谷物点心）同样是适宜的食物载体。食物中铁强化量取决于食物的消费量。

表4-2　特定食品载体的铁强化建议策略

食品载体	强化剂
低出粉率面粉（白色） 小麦面粉或脱胚的玉米粉	无水硫酸亚铁 富马酸亚铁 电解质铁（2倍量） 硫酸亚铁胶囊剂 富马酸亚铁胶囊剂
高提取小麦 面粉，玉米粉，玉米粉糊面	乙二胺四乙酸铁钠 富马酸亚铁（2倍量） 硫酸亚铁胶囊剂（2倍量） 富马酸亚铁胶囊剂（2倍量）
面制品 大米 奶粉 液态乳	无水硫酸亚铁 焦磷酸铁（2倍量） 硫酸亚铁加抗坏血酸 枸橼酸铁铵 甘氨酸铁 微粒化焦磷酸铁
可可制品	富马酸亚铁加抗坏血酸 焦磷酸铁（2倍量）另加抗坏血酸

续表

食品载体	强化剂
盐 [a]	微囊化的硫酸亚铁 焦磷酸铁(2倍量)
糖 [a]	乙二胺四乙酸铁钠
酱油,鱼露	乙二胺四乙酸铁钠 硫酸亚铁加柠檬酸
果汁,汽水	甘氨酸铁,乳酸亚铁 微粒化焦磷酸铁
固体酱油 [a]	微粒化焦磷酸铁
以谷物为基础的辅食	硫酸亚铁 硫酸亚铁胶囊剂 富马酸亚铁 [b] 电解铁(2倍量) [b] 同时添加抗坏血酸(摩尔比抗坏血酸:铁≥2:1)
早餐谷物	电解铁(2倍量)

a：完全不导致该类食物载体感官变化的铁强化剂仍然存在技术性问题。

b：已有证据表明婴幼儿富马酸亚铁吸收率只有成人的25%,所以辅食中不易溶解的铁化合物添加量可能需要更高。

三、全球食物强化状况

微量营养素的食物强化可以在合理的成本下,利用现有技术和当地配发网络等条件来完成。由于其潜在的巨大利益,食物强化成为一项经济效益良好的公共健康干预措施。在近几十年中,许多国家已经应用食物强化成功地控制了维生素A、维生素D、硫胺素、核黄素、碘及铁缺乏。

1. **食物强化发展**　早在20世纪20年代,加碘盐就在美国和瑞士推广起来,之后逐渐传播到世界的各个地方。目前,大多数国家都在食用加碘盐。20世纪40年代早期,食物强化开始逐渐普遍,丹麦在人造黄油中添加维生素A；美国在牛奶中添加维生素D；还出现了在谷类食品中添加硫胺素、核黄素和烟酸等。给儿童食用铁强化食品可以持久地减少患缺铁性贫血的风险。对小麦面粉进行叶酸强化已经在美国、加拿大和拉丁美洲的20多个国家中被普遍接受。

在发展中国家,食物强化也迅速发展。维生素A强化蔗糖在中美洲已经有效地改善了维生素A的缺乏状况。在亚撒哈拉非洲地区推行的维生素A强化食用糖项目也在赞比亚等一些国家得到开展。到2000年为止,至少有27个发展中国家声明已经从一种或多种食品强化项目中获益。

维生素A和铁强化食物,及碘强化食盐是近些年来食品强化的重点。而在许多发展中国家及工业化国家的贫困人口中,锌、维生素B_2、维生素B_{12}、烟酸、维生素D和钙等微量营养素缺乏问题非常普遍，却经常被忽视。通过食物强化途径可以降低缺乏这些营养素的风险。由于有关这些微量营养素缺乏的文献记录较少，因此需要共同协调配合来将这些资料补充到指南当中。

南非地区将铁、β-胡萝卜素和碘等强化剂添加到饼干中，改善了学龄儿童这些营养素的缺乏状况。当由于学校放假不再给孩子发放这些饼干时，维生素A和铁缺乏状况出现了恶化。

坦桑尼亚给学生们饮用含有10种微量营养素的强化饮料，增加血清视黄醇、降低碘缺乏、促进他们的健康成长。博茨瓦纳也给学生提供了含12种微量营养素的相似强化饮料，学生体重、手臂中上围都有所增长，改善了铁、叶酸、核黄素和锌的营养状况。

2. 食物强化典型项目

（1）食盐加碘：食盐加碘的功效非常清楚。美国密歇根州食用盐中碘含量很高，使甲状腺肿发病率从约40%下降到10%。在20世纪早期，瑞士的学龄儿童基本100%患有甲状腺肿，其中0.5%患有呆小症。当1922年开始推广食盐加碘后，儿童甲状腺肿和聋哑症病例急剧下降。从此以后，瑞士一直坚持食盐加碘项目，使国民的碘营养状况得到了很好的改善。

（2）维生素A强化：1974年危地马拉开始在蔗糖中添加维生素A，之后在中美洲的其他地区，这样的食物强化扩展开来。1977年，这个项目的开展使低血清视黄醇的发病率由1965年的27%降低到9%。后来这个项目被临时中断的时期，发病率再次上升。蔗糖强化也可以增加母乳中维生素A的浓度。因此，在蔗糖中强化维生素A的项目在危地马拉依然在进行。

（3）叶酸强化：1998年，美国在小麦面粉中强制性加入叶酸进行食物强化，此项举动使得神经管畸形的发病率急剧下降，高半胱氨酸的血浆水平下降。血浆高半胱氨酸升高是导致心血管病及其他健康问题的重要危险因素，即使还有其他诱导因素，也需要改善叶酸的营养状况，增加叶酸摄入量也是必须的。在加拿大进行的叶酸强化面粉项目再次证明了强化项目对叶酸营养状况的改变。在智利，叶酸强化面粉作为一项国家项目，在老年人中，增加了其血清中叶酸含量，减少了血清高半胱氨酸。

（4）B族维生素强化：20世纪30年代，脚气病、核黄素缺乏、糙皮病和贫血是美国主要公共卫生问题。因此决定将硫胺素、核黄素、烟酸和铁添加到小麦粉中进行营养强化。20世纪40年代早期，这个项目从美国和一些同样出现这些营养素缺乏的欧洲国家中发源。目前其他尚在争论的因素，如增加食物多样性也发挥着重要作用，但在这些国家中，强化面粉为达到营养素的推荐摄入量做出了非常重要的贡献。

（5）维生素D强化：20世纪30年代，美国和加拿大在牛奶中添加维生素D，避免了再次出现的公共卫生问题——儿童佝偻病的发生。最近在美国进行的一项针对非洲和美洲妇女的研究表明，维生素D强化牛奶摄入量不足是维生素D缺乏高发病率的一个明显标志。维生素 D 强化牛奶同时可以降低老年人患骨质疏松症的危险，特别在紫外线不足的季节显得尤为重要。

（6）铁强化：美国对 5 岁以下儿童给予铁强化补充食品后，其贫血患病率明显下降。自 1993 年起，委内瑞拉对小麦粉和玉米粉进行了铁、B 族维生素和维生素 A 营养强化，干预前后儿童铁缺乏率及贫血患病率进行对比显示，食用铁强化食品明显减少了以上疾病的患病率。智利应用铁和维生素 C 强化牛奶快速减少了婴幼儿的铁缺乏率。

摩洛哥学龄儿童一个随机双盲试验中，应用加入微胶囊铁和碘的食盐进行食物强化，改善其铁和碘的营养状况，铁的剂量为 1g 盐中含 1mg 铁，用部分氢化的植物油溶解硫酸亚铁，装入微胶囊中。此外，由于铁是甲状腺素合成所需要的成分，铁缺乏会降低碘的吸收效率，因此在试验后期，施行铁强化的实验组出现了明显的甲状腺体积减小。

在越南某地区进行效率试验：目标人群食用铁强化鱼露 6 个月，其铁营养状况均有所改善，缺铁性贫血患者数量下降。试验针对的人群为某工厂中非孕期的贫血女性患者，她们每日食用 10ml 铁强化鱼露含 100mg 铁，与对照组相比，铁缺乏干预试验在 6 个月后缺铁性贫血病例明显下降，铁营养状况得到改善。

在中国，2000—2002 年近 1 万的缺铁性贫血高发人群食用铁强化酱油持续了大约 2 年，在双盲法对照试验中，选取 1 万名妇女和儿童作为样本，食用铁强化酱油 6 个月后，贫血患者的数量有所下降。此后一系列相关铁强化酱油的研究持续展开，主要针对在酱油中添加 NaFeEDTA 的铁强化项目的效果，收益及可行性分析。对于患缺铁性贫血的儿童分为两组，分别每日补充 5mg 和 20mg 的铁，连续 3 个月看到明显改善效果。

在南非地区，给铁缺乏的印第安人食用加入 NaFeEDTA 的咖喱粉，其中女性的血红蛋白、铁蛋白和铁储量及男性铁蛋白含量都有明显提高。经过两年的研究试验，妇女中缺铁性贫血患病率从 22% 下降到 5%。

第三节　铁膳食营养素补充剂

营养素补充剂是指通过片剂、胶囊或糖浆的形式大剂量补充微量营养素的方法。这种方式铁的吸收利用率较高，可以快速控制已发生营养素缺乏的个体或人群，是特殊人群营养素补充的最佳方式。

一、婴幼儿

在贫血率高发地区（贫血率 ≥ 40%），WHO 推荐 6～23 月龄婴幼儿每日补充铁剂作为一种公共卫生干预方法，预防铁缺乏和贫血。6～23 月龄婴幼儿每日补充铁剂的推荐方案见表 4-3。

表 4-3　6～23 月龄婴幼儿每日补充铁剂的推荐方案

目标人群	6～23 月龄婴幼儿
补充剂成分	10～12.5mg 元素铁
补充剂形式	滴剂／糖浆
频率	每日补充
持续时间	一年中连续 3 个月
地区	婴幼儿贫血率达到 40% 或更高

二、学龄前儿童和学龄儿童

在贫血率高发地区（贫血率≥ 40%），WHO 推荐 24～59 月龄儿童每日补充铁剂作为一种公共卫生干预方法，目的是增加血红蛋白浓度并改善铁营养状况。24～59 月龄儿童每日补充铁剂的推荐方案见表 4-4。

表 4-4　24～59 月龄儿童每日补充铁剂的推荐方案

目标人群	24～59 月龄学龄前儿童
补充剂成分	30mg 元素铁
补充剂形式	滴剂／糖浆／片剂
频率	每日补充
持续时间	一年中连续 3 个月
地区	婴幼儿贫血率达到 40% 或更高

在贫血率高发的地区（贫血率≥ 40%），WHO 推荐 5 岁以上学龄儿童每日补充铁剂作为一种公共卫生干预方法，预防铁缺乏和贫血。5～12 岁学龄儿童每日补充铁剂的推荐方案见表 4-5。

表 4-5　5～12 岁学龄儿童每日补充铁剂的推荐方案

目标人群	5～12 岁学龄儿童
补充剂成分	30～60mg 元素铁
补充剂形式	片剂或胶囊
频率	每日补充
持续时间	一年中连续 3 个月
地区	婴幼儿贫血率达到 40% 或更高

每日补充铁剂是人群水平的一种预防措施。如果儿童个体诊断为贫血时应进行治疗。当人群贫血率在 20%～40% 时，可以考虑铁剂的间接补充，应选择适合的运送平台，保证弱势人群及时、持续地得到营养素补充。

在疟疾流行地区，提供常规疟疾监测和治疗服务时，铁剂补充不会增加临床疟疾的风险或者死亡。口服铁剂干预不应该给予那些不能获得疟疾预防策略、及时诊断并治疗的儿童。在疟疾流行的地区，补铁充足的儿童患疟疾的风险更低。贫血高发地区补充铁剂前不需筛查贫血。如果婴儿早期感染疟疾，这个年龄是非常危险的，铁补充应该只给予睡在经过驱虫处理蚊帐中，且能够在疟疾各个时期都能得到有效的抗疟疾药物治疗的婴儿。在全面监测、快速诊断和诊疗疟疾情况下，没有证据表明铁剂补充会增加其风险，但卫生保健机构不健全可能增加其风险。

Cochrane 系统综述了 12 岁以下儿童间断性补铁或者与其他微量营养素联合补充的健康效果评估，该综述纳入 20 个国家 33 个随机双盲试验 13 144 名儿童，结果发现与安慰剂组或无干预组比较，间断性补铁显著增加血红蛋白和铁蛋白浓度，干预末期贫血风险降低。另一方面，与每日补铁比较，间断性补铁在干预末期贫血发生的风险更高，但血红蛋白和铁蛋白浓度没有显著性差异。与每日补充的儿童相比，间断性补铁的儿童依从性更高，尽管这一结果没有统计学意义。

WHO 推荐学龄前儿童和学龄儿童贫血率达到 20% 或更高的地区，间断性铁补充可作为一种公共卫生干预方法改善铁营养状况和降低贫血风险（强推荐）。与安慰剂或无干预比较，间断性补铁对于贫血改善效果可得的证据级别为中等，对于血红蛋白和铁蛋白浓度是低等，对于铁缺乏是极低等。与每日补充铁剂比较，对于贫血、血红蛋白和铁蛋白浓度效果可得的证据级别是低等，对于铁缺乏是极低等。间断性铁剂补充是人群实施铁营养改善的预防策略，如果儿童个体在医疗机构诊断为贫血，应每日补充铁剂治疗至血红蛋白恢复正常，再以间断性补充铁剂方法预防贫血的复发。学龄前儿童和学龄儿童间断性铁补充的推荐方案见表 4-6。

表 4-6 学龄前儿童和学龄儿童间断性铁补充的推荐方案

目标人群	学龄前儿童（24～59 月龄）	学龄儿童（5～12 岁）
补充剂成分	25mg 元素铁	45mg 元素铁
补充剂形式	滴剂/糖浆	片剂/胶囊
频率	一周一次	
补充时间及两次补充之间的间隔时间	补充 3 个月补充剂，然后停止补充 3 个月，然后再开始补充；如果可能，间接补充应该给予一个学年或一整年	
地区	学龄前儿童或学龄儿童的贫血率达到 20% 或更高	

三、孕妇

Cochrane 系统综述比较了每日和间断性补充铁的效果，在孕妇贫血、低出生体重或早产的风险、以及婴儿出生体重方面均无显著性差异。

WHO 建议对于不贫血孕妇采取间断性补充铁剂和叶酸以预防贫血和改善妊娠结局（强推荐），推荐方案见表 4-7。

表 4-7　不贫血孕妇间断性补充铁剂和叶酸的推荐方案

目标人群	不贫血的孕妇
补充剂成分	120mg 元素铁 2 800μg（2.8mg）叶酸
频率	一周一次补充
持续时间	整个孕期，铁和叶酸补充剂应该尽早开始补充
地区	孕妇贫血率低于 20%

注：①如果孕妇个体在孕期诊断为贫血，则需整个孕期每日补充铁和叶酸。②推荐方案的实施由健康服务部门在开始补充前确认不贫血状况，并在整个孕期监测贫血状况。③由于间断性补充叶酸有效剂量的证据有限，故叶酸推荐剂量为基于孕期每日叶酸推荐量的 7 倍。

Cochrane 系统综述评估了孕妇每日单独补铁、联合叶酸或其他微量营养素补充与不干预、安慰剂或使用相同的补充剂但不含铁的效果，研究纳入了 60 个随机对照试验，涉及 30 个国家 27 402 名女性。结果发现每日补铁与对照组比较，低出生体重婴儿的可能性更低（RR：0.81，95%CI：0.68～0.97），平均出生体重高 30.81g（95%CI：5.94～55.68g），早产儿或新生儿死亡无明显差异。每日补铁的孕妇在妊娠足月时贫血率和铁缺乏率分别降低了 70%（RR：0.30，95%CI：0.19～0.46）和 57%（RR：0.43，95%CI：0.27～0.66），但孕期感染风险无显著性差异。每日补铁的孕妇在妊娠足月或接近足月时比未补铁的孕妇血红蛋白高 8.88g/L（95%CI：6.96～10.80g/L），但每日补铁的孕妇报告负面效果更频繁，且在孕中期和孕后期增加了高血红蛋白的风险（RR：2.26，95%CI：1.40～3.66）。

WHO 建议每日补充铁剂和叶酸作为产前指导的一部分，以降低婴儿低出生体重、母亲贫血和铁缺乏的风险。孕妇每日补充铁剂和叶酸的推荐方案见表 4-8。

表 4-8　孕妇每日补充铁剂和叶酸的推荐方案

目标人群	所有怀孕女性
补充剂成分	30～60mg 元素铁 400μg（0.4mg）叶酸

续表

目标人群	所有怀孕女性
频率	每天补充一次
持续时间	整个孕期,铁和叶酸补充剂都应该尽早补充
地区	所有地区

注：①如果孕妇贫血率达到 40% 或更高，元素铁每日补充剂量优选 60mg。如果某位女性在医疗机构诊断为贫血，她应该每日补充 120mg 铁剂和 400μg 叶酸，直到血红蛋白水平恢复到正常，转为标准产前剂量预防贫血复发。②由于胎儿的快速细胞分裂和尿排出量增加，孕期叶酸需要量增加。神经管在孕期 28 天闭合，如在怀孕 1 个月后补充叶酸，不能预防神经管缺陷，但可以有益于其他方面的母婴健康。除了补充铁剂和叶酸，为了预防其他可能的微量营养素缺乏，也应补充含其他维生素和矿物质的补充剂。在疟疾流行地区，补充铁和叶酸应该联合预防、诊断和治疗疟疾的措施。铁和叶酸补充项目应该是产前和新生儿医疗保健项目中的组成部分，产前和新生儿保健项目可以促进孕期体重适宜增加，筛查产前和产后贫血，使用配套措施控制和预防贫血。

四、产妇

Cochrane 系统评估了产妇单独补充铁、联合补充叶酸或其他微量元素和矿物质对于母婴的健康结局。对于关键性结果直接证据级别是低等或极低等。评估纳入了 3 个研究，样本量小，只有 83～168 位女性。其中一个研究报道了关键性的贫血结局，两个研究报道了铁缺乏和缺铁性贫血。

在妊娠贫血是公共卫生问题的地区，WHO 建议产妇产后 6～12 周单独口服铁剂，或者联合补充叶酸，能降低贫血风险（条件性建议）。

五、育龄妇女

WHO 建议在贫血高发地区（贫血率 ≥ 20%）的育龄妇女应该间断性补充铁和叶酸，以改善血红蛋白浓度和铁营养状态、降低贫血率（强推荐）。间断性补充铁剂与无干预或安慰剂组比较，对于贫血、血红蛋白、铁缺乏和铁蛋白的证据级别是低等，与每日补充铁剂比较，对于贫血的证据级别是中等，对于血红蛋白和铁蛋白是低等，对于铁缺乏是极低等。育龄妇女间断性补充铁剂和叶酸的推荐方案见表 4-9。

表 4-9　育龄妇女间断性补充铁剂和叶酸的推荐方案

目标人群	经期青年女性和成年女性
补充剂成分	60mg 元素铁 2 800μg(2.8mg)叶酸
频率	一周补充一次

续表

目标人群	经期青年女性和成年女性
补充时间及两次补充之间的间隔时间	补充 3 个月补充剂,然后停止补充 3 个月,然后再开始补充。如果可能,间接补充应该给予一整年。
地区	非孕育龄妇女的贫血率达到 20% 或更高

注:①间断性补充铁和叶酸是在人群水平上实施的一种预防性措施。如果某位女性在医疗机构诊断为贫血,她应该以每日补充120mg 元素铁和400µg 叶酸补充剂治疗,直到其血红蛋白浓度恢复到正常水平,然后可间断性补充以预防贫血的复发。②由于间断性补充叶酸的有效剂量的证据不足,叶酸的推荐量是基于预防神经管畸形的推荐量的 7 倍。进一步的实验证据显示这个剂量可以改善红细胞叶酸的浓度,这个浓度可以降低神经管畸形风险。

一项关于女性每日口服铁剂效果的系统综述,包括来自 24 个国家 62 个试验的 7 523 名女性,结果每日口服铁剂的育龄妇女与安慰剂组或不含铁补充剂组比较,贫血和铁缺乏风险降低(贫血 RR: 0.34,95%CI: 0.20 ~ 0.57;铁缺乏 RR: 0.61,95%CI: 0.47 ~ 0.77),血红蛋白水平升高(平均差异: 5.61g/L,95%CI: 4.44 ~ 6.79g/L),但不同剂量或者不同补充时间组血红蛋白没有显著差异;肠道副作用的风险增加,但无显著性差异(RR: 2.11,95%CI: 0.87 ~ 5.11),对于贫血和铁缺乏的效果证据等级为中等。

在贫血率高发地区(贫血率 ≥ 40%),WHO推荐育龄妇女每日补充铁剂,预防贫血和铁缺乏(表 4-10)。

表 4-10　育龄妇女每日补充铁剂的推荐方案

目标人群	育龄妇女(非孕女性)
补充剂成分	30 ~ 60mg 元素铁
补充剂形式	片剂
频率	每天
持续时间	一年中的连续 3 个月
地区	贫血率达到 40% 或更高

注:每日口服补充铁剂是对育龄妇女人群水平的策略,如果个体诊断为贫血,则应接受贫血治疗。每日补充铁剂应考虑与其他铁干预产品(强化食品,复合营养素粉末、营养素补充品)累计作用;应该因地制宜保证营养素补充剂的可得性和可持续性。

所有育龄妇女,从准备怀孕到妊娠12周,应补充叶酸,口服铁剂和叶酸补充剂应是产前常规保健的内容,尽早开始而且持续整个孕期。孕妇贫血率高于 40% 的地区,补充应该持续到产后 3 个月。

建立质量保障程序以保证营养素补充剂在可控且无污染的环境下生产、包装和储存。实施关于行为改变的交流策略,交流干预的益处并管理负面效果,提供优质、包装适宜的补充剂，改善补充剂的接受性和依从性。此策略也可促进膳食多样性与食物摄入的联合使用以改善铁吸收。口服铁剂可以以片剂或胶囊形式。建立质量保障过程以保证营养素在可控且无污染的环境生产、包装和储存。

综上所述，中国营养学会"缺铁性贫血营养防治专家共识"工作组起草的缺铁性贫血营养防治专家共识推荐：

（1）为预防 IDA，政府和社会应针对孕妇开展营养素补充剂干预项目。每日补充 5～60mg 元素铁、400μg 叶酸，持续整个孕期；也可每周一次，补充 120mg 元素铁、2 800μg 叶酸，整个孕期间断性补充。

（2）为预防 IDA，在婴幼儿贫血率达到 40% 或更高的地区，政府和社会应针对 6～23 月龄婴幼儿、24～59 月龄学龄前儿童及 5～12 岁学龄儿童开展营养素补充剂干预项目。6～23 月龄婴幼儿每日补充 1.5～12.5mg 元素铁，24～59 月龄学龄前儿童每日补充 2.0～30mg 元素铁，5～12 岁学龄儿童每日补充 2.5～60mg 元素铁，均为一年中连续补充 3 个月。

（3）为预防 IDA，在学龄前儿童或学龄儿童的贫血率达到 20% 或更高的地区，政府和社会应针对 24～59 月龄学龄前儿童和 5～12 岁学龄儿童开展营养素补充剂干预项目。24～59 月龄学龄前儿童每周一次补充 25mg 元素铁，5～12 岁学龄儿童每周一次补充 45mg 元素铁，补充 3 个月，然后停止补充 3 个月，然后再开始补充。

（4）为预防 IDA，在非孕育龄妇女的贫血率达到 20% 或更高的地区，政府和社会应针对育龄妇女开展营养素补充剂干预项目。每周一次补充 60mg 元素铁、2 800μg 叶酸，补充 3 个月，停止补充 3 个月，然后再开始补充。

第四节　辅食营养补充品及营养补充食品

食物强化的产品通常为原料食品或包装食品，在针对一些特定目标人群时，会出现普遍性营养素含量达不到需求的问题，例如在谷物中强化营养素，成人面粉摄入量较大，可以达到强化目的，而儿童由于面粉摄入量较小，摄入的营养素水平也相应较低，就使得强化面粉难以发挥作用。为了解决这类问题，国际社会认为家庭食物强化是一个较适宜的选择。

一、家庭食物强化

以家庭为单位的微量营养素强化和补充剂结合，形成辅助食品补充品和营养补充食品。早在 20 世纪 90 年代，一种营养粉（sprinkles 或 micronutrients powder，MNP）产品已出现并应用于早期儿童和孕产妇的营养干预，该类产品含有较高浓度的铁和其他多种微量营养素的营养粉，不含有食物载体，价格低廉，可以添加到家庭食物中使用，也被称为家庭强化，但其剂型形式与营养素补充剂有明显区别。这类食品结合了微量营养素补充剂的高剂量和食物强化便捷的特点，成为一类新的营养食品。同期，一些国际营养机构推动食品公司生产易携带的可碎营养片以及添加了微量营养素的花生酱涂抹料产品（nutriset）。UNICEF 组织开展了效果观察研究，可碎片剂和营养粉对改善以地方性食品为主的婴幼儿营养状况十分有效，其对婴幼儿和孕产妇等特殊人群的效果是强化食品难以达到的。

自 2001 年开始，中国疾病预防控制中心研制了一种营养粉结合大豆粉的产品，被称为营养包，标准名称为辅食营养补充品。营养包不仅补充高剂量微量营养素，也提供高蛋白和脂肪，可作为家庭强化食物或家庭食品直接使用，更适宜发展中国家贫困地区儿童营养干预。我国在甘肃、青海、山西、陕西的部分农村地区和汶川地震灾区开展了多个营养包干预项目，均取得了良好效果。2001—2003 年，中国疾病预防控制中心应用含有蛋白粉及多种微量营养素的营养包对甘肃地区 4～24 月龄婴幼儿进行了 18 个月干预研究，干预组每天补充一包营养包，对照组补充含有相同能量但不含营养素的配方，结果干预组贫血率较对照组明显降低。一项对我国营养包干预效果的 Meta 分析研究结果显示：营养干预可显著增加血红蛋白，降低人群贫血发生率。营养干预对年龄别体重和年龄别身长未见作用，但对身高别体重具有显著改善效果，减少婴幼儿低体重率发生。营养包对婴幼儿营养状况有改善效果。辅食营养补充品简化了营养素强化补充方式，能提高婴幼儿的辅食质量，有效改善我国儿童营养状况。营养包因其食用方便和家长易于接受，并且价格低廉、成本效益高，值得在我国广大贫困地区推广应用。2012 年卫生部启动贫困地区儿童营养改善项目，政府免费为贫困农村地区 6～23 月龄儿童发放营养包并进行营养和喂养知识普及。早期儿童主要营养补充食品汇总（表 4-11）。

表 4-11　家庭水平的食物强化

产品	注释
可以撒在食物上的微量营养素粉（可撒粉剂）	含铁等多种微量营养素，其中铁剂为微胶囊，以减少营养素间的交互作用、降低对食品感官的不利影响；小袋包装，多个国家用作家庭食物强化
可以溶解于水中成饮品的微量营养素可溶片	适合儿童，WHO 已试验观察
加入食物中的微量营养素可碎片	适合于婴幼儿，UNICEF 已试验观察
强化微量营养素的脂肪涂抹料	受儿童喜爱，技术简便，能够在当地生产
可以加入辅食，也可以直接食用的营养包	含微量营养素、蛋白质和脂肪，可直接食用。2012 年以来在中国用作政府干预项目

家庭强化是将微量营养素的混合物以粉末形式添加到半固体食物中，这种混合物以一包/袋的形式，在食用前撒在食物里，这种形式的干预，食物可以在家庭或者任何其他地方进行强化，也称为"使用地点强化"。Cochrane 系统综述了 2 岁以下婴幼儿食用多种微量营养素强化食物的健康作用，结论认为多种营养素的食物家庭强化在干预期结束时与无干预或安慰组比较，婴幼儿贫血率下降 26%，铁缺乏率下降 52%，血红蛋白浓度高 5.12g/L，

血清铁蛋白浓度高 16.47μg/L，整个证据等级显示在改善贫血方面是高等，改善铁缺乏是中等，改善血红蛋白浓度是低等，改善铁蛋白是极低等。

二、辅食营养补充食品和营养补充食品的铁剂量

贫血是公共卫生问题的地区（2 岁以下婴幼儿贫血率 ≥ 20%），WHO 推荐 6 ～ 23 月龄婴幼儿用至少含铁的多种微量营养素粉末进行使用地点强化辅食营养补充品，改善铁状况并降低贫血发生率。6 ～ 23 月龄婴幼儿食用使用地点强化的含铁微量营养素粉末的推荐方案见表 4-12。

表 4-12　6 ～ 23 月龄婴幼儿食用使用地点强化微量营养素粉末的推荐方案

目标人群	6 ～ 23 月龄婴幼儿
每包成分	铁：10 ～ 12.5mg 元素铁 维生素 A：300μg 视黄醇 锌：5mg 元素锌 添加或不添加其他微量营养素达到 100%RNI
使用方法	项目目标为 6 个月期间 90 袋
地区	2 岁以下婴幼儿贫血率 ≥ 20% 地区

Cochrane 一篇关于 2 ～ 12 岁儿童食用使用地点强化的含铁多种微量营养素粉末效果的系统综述显示：食用使用地点强化的含铁多种微量营养素粉末的食品与无干预或安慰剂组比较患贫血的风险更低、血红蛋白浓度高 3.37g/L、患铁缺乏的风险更低，铁蛋白浓度高 0.42μg/L。所有可得到证据级别对于贫血和铁缺乏是中等，对于血红蛋白浓度和铁蛋白浓度分别是低等和极低等。

贫血是公共卫生问题的地区（学龄儿童贫血率 ≥ 20%），WHO 推荐 2 ～ 12 岁儿童用至少含铁的多种微量营养素粉末进行使用地点强化的辅食营养补充品，改善铁营养状况并降低贫血发生率。2 ～ 12 岁儿童食用使用地点强化的含铁微量营养素粉末的推荐方案见表 4-13。

表 4-13　2 ～ 12 岁儿童食用使用地点强化微量营养素粉末的推荐方案

目标人群	2 ～ 12 岁儿童
每包成分	铁：2 ～ 4 岁儿童 10 ～ 12.5mg 元素铁；5 ～ 12 岁儿童 12.5 ～ 30mg 元素铁 维生素 A：300μg 视黄醇 锌：5mg 元素锌 添加或不添加其他微量营养素达到 100%RNI
使用方法	项目目标为 6 个月期间 90 袋

续表

目标人群	2 ~ 12 岁儿童
地区	2 ~ 12 岁儿童贫血率 ≥ 20% 的地区

注：①使用多种微量营养素粉末是人群预防措施，无需进行筛查。如果个体诊断为贫血，应根据 WHO 和国家的指南治疗。②系统综述证据为 12 个月摄入 60 ~ 360 袋多种微量营养素粉末。推荐的 90 袋基于指南制定组成员的判定，考虑到中低收入国家的膳食质量，干预的成本效果。如果了解目标人群的铁或其他微量营养素状况，包数或袋数可以调整。③疟疾流行地区，提供任何形式的铁，包括使用地点强化的微量营养素粉末，应该结合预防、诊断和治疗疟疾的措施联合使用。不能接受到疟疾预防策略的儿童不应通过这些干预措施补充铁。④如果糖强化了维生素 A，复合微量营养素粉末中应该去掉维生素 A。如果其他儿童经常食用的主食强化了维生素 A，要评估维生素 A 摄入不足和过量的风险，确定添加或不添加维生素 A，在实施项目前需要评估，维生素 A 的允许添加量，要根据需要添加。任何提供微量营养素的公共卫生干预应该相互协调配合设计实施。

家庭强化已经被使用地点强化代表，因为强化的过程不仅发生在家里，也会在学校、幼儿园、难民营或者其他适合的地方。使用地点强化微量营养素粉末时还应该进行健康教育，有利于增强食用这种产品的意识，还应包括卫生条件、6 个月以上婴儿的辅食喂养和 2 岁以上儿童的膳食指导。推荐母乳喂养、香皂洗手、疟疾地区特别关注发热、腹泻管理的措施。此外，这些项目也应该包括对于卫生工作者或其他类型工作者的培训，以充分提供营养咨询并能够阐明正确使用复合微量营养素粉末的方法。

目前，关于孕妇食用含有多种微量营养素强化粉末的家庭强化食品对于母亲和婴幼儿的健康效果评估还没有明显的证据。来自随机对照试验的间接证据表明孕妇每日补充铁、或铁和叶酸、或铁和其他复合营养素是有效且安全的，特别是每日补充元素铁在 30 ~ 60mg，因此孕期不建议用家庭强化代替铁和叶酸补充剂。

第五节　缺铁性贫血临床治疗

近年来，国内外医学机构和组织提出了肾性贫血、再生障碍性贫血、肿瘤性贫血等疾病相关贫血的科学共识或指南，对临床缺铁性贫血的症状、诊断方法、用药、治疗方法以及治疗风险给出了较为细致的操作指导。

小细胞低色素性贫血：MCV < 80fl、MCH < 27pg、MCHC < 320g/L，为低色素性贫血，主要见于缺铁性贫血、铁粒幼细胞贫血、珠蛋白生成障碍性贫血及慢性疾病性贫血等，其中以缺铁性贫血最为常见。正细胞正色素性贫血：MCV 正常（80 ~ 100fl）、MCH 正常（27 ~ 34pg）、MCHC 正常（320 ~ 360g/L）、Hb、红细胞数量平衡下降，为正色素性贫血，主要为再生障碍性贫血、急性失血性贫血（包括术后失血性贫血）、某些溶血性贫血等。此型贫血的诊断和治疗最为复杂，小细胞低色素性贫血及大细胞性贫血的早期均可表现为正细

胞正色素性贫血。大细胞性贫血：MCV > 100fl、MCH > 34pg、MCHC 正常（320 ~ 360g/L），大多为正色素型贫血。主要见于叶酸和 / 或维生素 B_{12} 缺乏引起的营养性巨幼细胞性贫血。

严重的单纯性营养性贫血和各类疾病如肾性疾病引发的贫血需要进行严格的临床诊断并进行针对性治疗。通过诊断及检验确定病患为缺铁性贫血后，临床可通过口服和静脉补充铁剂 2 种方式来改善患者体内铁缺乏状态，目的是使机体铁储存和外周血中血红蛋白及红细胞达到正常水平。如果治疗未能达到目标，则应考虑进一步评估，以分析真实病因。急性失血导致贫血或 Hb 水平极度低下时可采用输血治疗。

铁剂治疗可以防止机体内铁的进一步流失，且恢复增加贮存铁的水平，并纠正贫血。最为普遍、简单而便宜的治疗方法是每日给予两次 60 ~ 200mg 硫酸亚铁，较低的铁剂量也有效，且不易引发不耐受。其他铁剂如富马酸亚铁、葡萄糖酸亚铁以及乳化铁剂的耐受性均好于硫酸亚铁。口服铁剂治疗应当连续 3 个月以上，从而至少完成一个血细胞代谢周期。每日两次 250 ~ 500mg 维生素 C（抗坏血酸）补充可以促进铁的吸收和生物利用。

对于口服不耐受或无响应的患者，可使用肠外铁剂，如蔗糖铁（venofer）、羧基麦芽糖铁（feriniject）和右旋糖酐铁（cosmofer）。其中蔗糖铁和羧基麦芽糖铁可通过静脉注射或滴注，而右旋糖酐铁则可通过静脉或深层肌内注射给予，肌内注射需分几次完成，而且较为疼痛。右旋糖酐铁需要 6 小时静脉给予时间，包括 15 分钟剂量试验，45 分钟观察期，4 小时输液期，以及 1 小时液后观察。羧基麦芽糖铁的优势是可以省略 15 分钟的剂量试验和 45 分钟观察时间，从而显著缩短了静脉给予时长。静脉给予蔗糖铁具有相对较好的耐受性，约 35% 的病患显现轻度的不良反应，包括胃肠疼痛、呕吐、头痛和腹泻，仅有 0.03% ~ 0.04% 的病患出现较为严重的不良反应。临床上允许 10 分钟给入 200mg 的较大剂量蔗糖铁，但通常要通过 2 小时以上时间静脉给予。通过静脉一次性给予右旋糖酐铁可恢复铁储量和血红蛋白浓度，但会引发 0.6% ~ 0.7% 的严重不良反应并曾导致死亡。静脉给予羧基麦芽糖铁会导致与上述两种相似的不良反应，但至今为止没有其导致过敏的报告，虽然其存在过敏的可能性。谨慎起见，上述铁静脉注射药物在使用时，均应准备急救设备和设施。通过静脉注射铁剂，虽然初期血红蛋白的上升较口服铁剂快，但总体上治疗 12 周后血红蛋白水平与口服治疗相似。

一、缺铁性贫血临床医学诊断方法

表 4-14 检验指标同时符合时，可判断为临床缺铁性贫血。

表 4-14 临床缺铁性贫血诊断指标及界值

指标	成人	儿童	孕妇
Hb/(g·L⁻¹)	15 岁以上男性：< 130 15 岁以上女性：< 120	6 ~ 59 月龄：< 110 5 ~ 11 岁：< 115 12 ~ 14 岁：< 120	< 110

续表

指标	成人	儿童	孕妇
MCV/fl	< 80	6 ~ 23 月龄：< 72 2 ~ 10 岁儿童：<(70+ 年龄)	< 80
MCH/pg	< 27	< 27	< 27
MCHC/$(g \cdot L^{-1})$	< 320	< 320	< 320
SF/$(ng \cdot mL^{-1})$	< 25	< 12	< 30
TSAT/%	< 20	< 20	< 20

如吸烟或海拔超过 1 000m，需按《人群贫血筛查方法》（WS/T 441—2013）进行校正。

二、临床治疗建议

对于 Hb > 90g/L 的轻度贫血患者，需在医生指导下，参考个体建议进行恢复。Hb < 90g/L 且确诊为缺铁性贫血的患者按以下建议进行治疗。

确定 IDA 后，首选口服铁剂治疗，硫酸亚铁、富马酸亚铁、葡萄糖酸亚铁以及乳化铁剂常用。建议孕妇及成人补充元素铁 100 ~ 200mg/d，5 岁以下儿童补充元素铁 3 ~ 6mg/（kg · d）。治疗 2 ~ 4 周后复查血红蛋白以评估疗效，如血红蛋白浓度增加 10g/L 或以上，则铁剂治疗有效，继续治疗至血红蛋白浓度恢复正常后，继续口服治疗 1 ~ 2 个月。口服铁剂同时口服维生素 C，可有效促进铁吸收，提升治疗效果。

1. 静脉注射治疗　口服不耐受或无治疗效果的患者，可以通过静脉注射补充铁。注射铁剂用量按如下公式计算：静脉注射铁量 = 体重 ×（期望的 Hb 值 - 实际 Hb 测定值）× 0.24 + 500mg。

静脉铁剂注射可按表 4-15 进行：

表 4-15　静脉注射用铁剂剂量及疗程

静脉铁剂	最大单次剂量	输液时间	给入方式
右旋糖酐铁	20mg/kg	6h	静脉注射
蔗糖铁	200mg；500mg	10min；4h	静脉注射
羧基麦芽糖铁	1 000mg；< 15mg/kg	15min	静脉或肌内注射

2. 治疗效果评估

缺铁性贫血治疗结束后，每年应至少检查 3 次 Hb 和全血细胞计数，若结果正常，则无需进一步治疗，若不正常则应再次进行治疗。

第二部分
铁强化酱油评估

第五章 铁强化酱油改善贫血项目

缺铁性贫血（IDA）是当今世界最为重要的营养问题之一，我国是 IDA 发生率较高的地区，全国平均有近 10% 的人群存在铁缺乏或缺铁性贫血的问题，一些贫困地区的育龄妇女和儿童贫血发生率甚至高达 60% 以上。按我国 14 亿人口计，全国约有 1 亿多 IDA 人口，这是一个很大的数字。营养性贫血导致人群健康水平低下，特别是严重地影响人群体能和智力水平，从而显著降低人群社会综合竞争能力。营养性贫血是目前我国亟待解决的最为重要的营养问题之一。

近百年来，发达国家及一些发展中国家进行的营养改善经验表明，食物强化是最为经济、快速、可行的营养干预方式。食物强化的突出特点是，首先在不改变人群饮食行为和习惯的条件下达到改善营养的目的，其次食物强化有利于发挥政府在营养改善中的主导作用，通过建立政策、法规、标准和跨部门协调的政府职能，使营养干预处于可控的机制当中。以食物为载体的食物强化也有利于建立基于市场方式的可持续营养改善模式。我国是一个发展中国家，通过政府主导和市场参与的食物铁强化方式进行营养干预是改善铁营养和 IDA 经济、易行、有效且可持续的途径。

自 1997 年以来中国疾病预防控制中心营养与健康所（NINH）原中国预防医学科学院营养与食品卫生研究所、中国疾病预防控制中心食物强化办公室（FFO）在原卫生部支持下，在国际生命科学学会（ILSI）、国际微量营养素行动组织（MI）、全球营养改善联盟（GAIN）、联合国儿童基金会（UNICEF）、达能营养研究与宣教基金等组织资助下，与中国调味品协会、酱油企业及省级卫生厅、疾病预防控制中心和卫生监督中心等单位联合开展了多项围绕铁强化酱油控制中国铁缺乏和缺铁性贫血的科研和推广应用工作。

第一节 铁强化酱油项目

如何改善缺铁性贫血是 20 世纪 90 年代和 21 世纪面临的重要公共卫生和营养问题，中国政府、公共卫生部门和国际机构都十分关注。1997 年开始，在中国预防医学科学院营养与食品卫生研究所陈君石教授组织下，国际生命科学学会中国办事处、中国调味品协会以及联合国儿童基金会等部门进行过系列研究讨论，形成了采用食物强化进行贫血干预的共识。

在详细调研了解我国酱油行业状况和发展趋势的基础上，认为酱油是适宜的铁强化食物载体，并且具有大众食物强化改善贫血的可行性。

一、铁强化酱油项目的提出

1997 年 11 月，由中国预防医学科学院营养与食品卫生研究所与国际生命科学学会中国办事处共同在北京召开了"中国食物强化问题研讨会"。国际知名营养学者、政府及营养政策官员、食品企业负责人共同讨论了国际和中国营养改善的问题与对策。会议建议成立一个多部门合作的食品营养强化领导小组，提出了铁强化酱油改善贫血的建议。

（1）酱油是适合的铁强化食物载体：酱油是我国传统调味品，我国所有地区都有食用酱油的习惯。虽然存在消费差异，但酱油的地区和年间消费差异与其他食品相比是较小的。酱油中含有盐分，是自限制性食品，不存在过度消费的可能性。酱油颜色较深和口味较重，容易遮蔽强化可能带来的感官变化。此外研究证实，酱油可以促进铁的吸收和利用。由此可见，酱油是适宜的铁强化食物载体。

（2）铁强化酱油改善贫血项目的必要性：各国有意识地进行人群营养改善实践已有百年历史。这些成功的经验为我国的营养改善工作提供了借鉴。公认的营养改善方式有：调整膳食结构、营养知识宣传、食物强化、营养补充剂等。其中食物强化被认为是最经济、有效、可持续的方式。

（3）铁强化酱油符合国际国内营养发展策略：进入 20 世纪 90 年代，我国基本解决了温饱问题，将解决营养不良问题纳入国家发展策略。1993 年国务院发布《九十年代中国食物结构改革与发展纲要》。1997 年国务院办公厅颁布《中国营养改善行动计划》，2001年国务院办公厅颁布的《中国食物与营养发展纲要（2001—2010 年）》都提到了要加快加强强化食品生产和开发。在 2000 年由卫生部联合教育部、农业部和国家体育总局向国务院提交的"关于改善我国儿童青少年体质与健康状况的报告"中特别提及了铁强化酱油改善贫血项目。20 世纪 90 年代，我国启动开展了多项营养改善项目，如食盐加碘项目、大豆行动计划、学生奶计划，并发布了《食品安全国家标准　食品营养强化剂使用卫生标准》（GB 14880—1994）等系列营养食品的标准和管理规范。WHO、联合国粮食及农业组织（FAO）和 UNICEF 等国际机构讨论千年计划和微量营养素系列技术指南。正是在这样的政策环境，为铁强化酱油项目的提出和发展提供了契机。

二、政府主导和国际组织支持

铁强化酱油项目可分为基础研究阶段（1997—2002）和营养改善阶段（2002—2014），两个阶段都是在卫生部领导下，由陈君石教授组织，会同相关行业和部门开展，而过程中获得了以 ILSI、UNICEF、WHO、GAIN 等国际机构为代表的国际社会的技术和资金大力支持。在研究阶段，开展了长达六年的铁强化酱油基础性研究工作，为项目在全国推广奠定了科学和技术基础。

2002 年由卫生部组织,中国疾病预防控制中心营养与健康所实施的中国铁强化酱油项目开始启动。2003 年,中国疾病预防控制中心获得 GAIN 支持,启动"应用铁强化酱油改善铁缺乏和贫血"项目,并成立"中国疾病预防控制中心食物强化办公室"作为项目办公室,由陈君石教授担任办公室主任。铁强化酱油项目进入铁缺乏和贫血改善阶段。项目在各级疾病控制部门、卫生监督部门、中国调味品协会和酱油企业的共同努力下,铁强化酱油实现了全国市场覆盖,在重点推动省份实现了农村市场供应。监测哨点的数据显示,铁强化酱油取得了显著的贫血改善效果,为我国缺铁性贫血的预防和控制找到了一条可行的途径。

项目工作中,充分体现了政府、非政府部门(以科研机构和专业团体为主体)以及企业界之间有效的多部门合作,这在发展中国家食品强化经验中是不多见的。因此,中国铁强化酱油项目的推动不仅可以给我国,也给其他国家特别是发展中国家的营养改善模式提供了宝贵经验。

三、铁强化酱油项目历程

食物强化办公室努力把铁强化酱油从科研转向推广应用,强调以政策和技术支持为前提,以保证铁强化酱油产品质量为基础,广泛建立疾病预防控制系统、卫生监督系统、调味品行业协会和酱油生产企业等部门的合作伙伴关系,以广泛深入的宣传教育和社会营销为手段,表 5-1 列出了其中主要事件、发生时间和参与者。如何在我国现阶段的社会经济环境下,以非强制方式,使铁强化酱油覆盖范围和食用人数不断扩大和增长,特别是如何使铁强化酱油到达最需要的贫血高危人群,国际上没有现成的经验可循,食物强化办公室在原卫生部支持下,积极与各界合作,通过广泛、深入的宣传教育活动和社会营销活动努力推动铁强化酱油的发展,走出了我国非强制大众食物强化特色,取得了一定的营养改善效果和经验。

表 5-1　铁强化酱油科研及推动大事记

事件和内容	时间	参与单位
中国食物强化问题研讨会,首次提出在酱油中强化铁改善贫血的思路	1997 年 11 月 6—7 日	NINH、ILSI
完成食品级 NaFeEDTA 的合成工艺的研究并提出质量标准	1997 年 11 月 —1998 年 11 月	NINH、北京维他营养保健品公司
完成酱油行业调研,了解酱油生产企业现状,产品工艺和种类、质量控制和消费等状况	1997 年 12 月 —1998 年 4 月	NINH、国内贸易部调味品司、中国食品工业协会、轻工业部、四川省卫生防疫站,北京市食品酿造研究所、上海酿造科学研究所,北京、上海、广州和石家庄部分酱油企业
完成 NaFeEDTA 毒理学安全性评价实验	1998 年 5 月—1999 年 4 月	NINH、四川省卫生防疫站、首都医科大学

续表

事件和内容	时间	参与单位
完成 NaFeEDTA 强化酱油生产工艺技术、感官评价实验、铁强化酱油试生产和稳定性实验、合成稳定同位素标记的 NaFeEDTA	1998 年 5 月—1999 年 1 月	NINH、石家庄珍极酿造集团有限责任公司、北京市食品酿造研究所、北京维他营养保健品公司
完成 NaFeEDTA 铁人体吸收率实验，NaFeEDTA 中铁的吸收率为 10.51%，是传统铁剂硫酸盐铁的 2 倍	1998 年 9 月—1999 年 4 月	NINH、石家庄医学高等专科学校、石家庄珍极酿造集团有限责任公司、中国矿物资源探查研究中心
NaFeEDTA 强化酱油干预贫血学生，结果显示两个干预组的贫血纠正率达 98%，而对照组贫血状况没有发生变化	1998 年 12 月—1999 年 10 月	NINH、河南省南阳市宛城区防疫站、南阳三所中学
卫生部批准 NaFeEDTA 作为食品营养强化剂，按 GB 14880—1994 标准使用	1999 年 4 月	北京维他营养保健品公司申报
卫生部批准铁强化酱油进行社区大人群贫血干预实验	2000 年 4 月	NINH
大人群干预研究的选点，预调查，定点毕节市海子街镇 9 个村落	1999 年 6 月—2000 年 2 月	NINH、贵州省及毕节市卫生防疫站
中国代表团在马尼拉"食品强化政策论坛"上介绍 NaFeEDTA 的铁吸收率及铁强化酱油干预实验效果。铁强化酱油研究引起国际营养界关注	2000 年 2 月 21—24 日	来自科研及其他非政府机构、企业和政府的代表，会议由亚洲发展银行（ADB）、国际微量营养素行动组织（MI）和 ILSI 联合主办
铁强化酱油的研究和观察工作在中国食物强化策略研讨会上得到与会者的肯定	2000 年 7 月 10 日	卫生部与财政部主办，ADB、联合国儿童基金会（UNICEF）、国际生命科学学会中国办事处（ILSI-FPC）协办，多部委和其他国际组织参加
随机对照干预试验及后续工作，铁强化酱油组中各年龄、性别人群贫血率大幅度降低	2000 年 9 月—2002 年 12 月	NINH、贵州省及毕节市卫生防疫站
完成首批 11 家定点企业 * 的技术和质量体系评审	2001 年 11 月—2002 年 7 月	NINH、中国调味品协会
卫生部批准 NaFeEDTA 在酱油中使用并规定了使用量	2002 年 3 月	北京维他营养保健品公司申报
铁强化酱油启动会	2002 年 3 月 29 日	卫生部、中国疾病预防控制中心、中国调味品协会、11 家铁强化酱油定点企业
铁强化酱油大人群改善试验结题会	2002 年 8 月	NINH、贵州省及毕节市卫生防疫站
卫生部召开新闻发布会，全国媒体包括主要电视台、报纸等纷纷在重要位置报道铁强化酱油项目的启动，11 家项目定点企业的铁强化酱油产品上市	2002 年 9 月 24 日	NINH、11 家铁强化酱油定点企业

续表

事件和内容	时间	参与单位
石家庄和吉林召开铁强化酱油技术和质量培训班	2003 年 4 月	NINH、中国调味品协会、卫生部卫生监督中心、11 家铁强化酱油定点生产企业
卫生部等政府部门批准铁强化酱油项目立项,项目组向全球营养改善联盟(GAIN)申请"应用铁强化酱油控制中国铁缺乏"资助获得成功	2003 年 6 月	
中国疾病预防控制中心食物强化办公室(FFO)挂牌成立,陈君石教授任主任	2003 年 6 月	
铁强化食品亚洲工作会议(泰国曼谷)	2003 年 9 月 15—16 日	ILSI
卫生部和国家发展改革委员会在人民大会堂组织 GAIN 项目的签字仪式	2003 年 10 月 17 日	GAIN、中国疾病预防控制中心
铁强化酱油项目在江苏启动	2004 年 6 月 1 日	FFO、江苏省疾病预防控制中心、天浩圆酿造(徐州)有限公司
铁强化酱油项目在贵州启动	2004 年 6 月 4 日	FFO、贵州省卫生厅、贵州省疾病预防控制中心、贵阳味莼园食品(集团)有限公司
铁强化酱油项目在河北启动及中国铁强化酱油项目基地/珍极集团年产 10 万吨工程奠基	2004 年 10 月 30 日	FFO、河北省卫生厅、河北省疾病预防控制中心、石家庄珍极酿造集团有限责任公司
铁强化酱油项目在广东启动	2005 年 9 月 6 日	FFO、广东省疾病预防控制中心、佛山市海天调味食品有限公司
铁强化酱油项目在吉林启动	2005 年 9 月 7 日	FFO、吉林省卫生厅卫生监督所、吉林省北康酿造食品有限公司
铁强化酱油中 NaFeEDTA 检验标准通过国家标准评审	2005 年 5 月	NINH、佛山市海天调味食品有限公司
越南营养改善代表团参观中国铁强化酱油项目	2005 年 8 月 23—24 日	FFO
NaFeEDTA 产品国家标准立项	2005 年 9 月	NINH、北京维他营养保健品公司
国际食物强化企业联盟首届年度论坛(BAFF)	2005 年 10 月 23 日	GAIN、FFO
2005 年全球营养改善联盟董事会会议、铁营养及铁强化酱油媒体论坛及中国铁强化酱油项目考察	2005 年 10 月 24—27 日	GAIN、FFO、江苏省疾病预防控制中心
GAIN 对中国铁强化酱油项目评估	2005 年 12 月 9—15 日	GAIN、FFO

续表

事件和内容	时间	参与单位
铁强化酱油项目在海南召开推动工作会议,总结工作推动模式	2006 年 1 月 5 日	FFO、江苏省疾病预防控制中心、贵州省疾病预防控制中心、河北省疾病预防控制中心、广东省疾病预防控制中心、吉林省卫生厅卫生监督所、中国调味品协会及铁强化酱油定点企业
FFO 与家乐福共同携手推动中国强化食品宣传活动,家乐福铁酱油专柜建立	2007 年 5 月	FFO、家乐福(中国)食品安全基金会
全球营养改善联盟(GAIN)和世界银行研究院建立中国铁酱油项目案例研究	2007 年 6 月	GAIN、世界银行研究院、美国哈佛大学商学院
卫生部铁强化酱油工作进展媒体通报会暨与 GAIN 食物强化合作谅解备忘录签署仪式,卫生部向媒体通报了铁强化酱油在预防控制铁缺乏及贫血工作中取得的成绩	2007 年 7 月 13 日	卫生部、CCDC、CCIA、GAIN、WHO、UNICEF、中华预防医学会、中国食品科学技术学会、7 个项目省卫生厅、疾病预防控制中心或卫生监督所、铁强化酱油定点企业及销售商
调味品卫生标准制定及修订会议,酱油标准修订	2007 年 10 月	FFO、CCIA、北京食品酿造研究所、多家铁强化酱油定点企业
"应用铁强化酱油控制中国铁缺乏和缺铁性贫血"获中华预防医学会科学技术奖二等奖	2007 年 11 月	NINH、江苏省疾病预防控制中心、河北省疾病预防控制中心、贵州省疾病预防控制中心、卫生部卫生监督所、广东省疾病预防控制中心、吉林省卫生监督所、中国调味品协会、石家庄珍极酿造集团有限责任公司
蒲公英中学综合营养干预项目启动,应用铁强化酱油改善打工子弟学校学生铁营养状况	2007 年 12 月	FFO、荷兰帝斯曼公司、中粮集团食品营销有限公司、国际生命科学会中国办事处
关于加强食品营养强化工作的几点建议,通过院士建议提交国务院	2008 年 2 月	中国科技协会
第二届国际微量营养素论坛在北京召开	2009 年 5 月 11—13 日	国际微量营养素论坛组委会、卫生部、FFO、来自 72 个国家和地区的 700 多名代表
铁强化酱油项目在浙江启动	2009 年 11 月	FFO、浙江省疾病预防控制中心、试点项目市(县)疾病预防控制中心
铁强化酱油项目Ⅱ期启动会	2010 年 10 月 21 日	卫生部、GAIN、FFO、CCIA
CCIA 组织全国铁强化酱油厂商对接会	2010 年 10 月	CCIA、FFO、铁强化酱油定点企业、酱油生产企业近 50 家和约 300 名经销商参会

续表

事件和内容	时间	参与单位
山东省铁酱油项目启动会	2010 年 10 月	FFO、山东省卫生厅及疾病预防控制中心、项目市(县)疾病预防控制中心、山东省营养学会、山东玉兔食品有限公司、烟台欣和味达美食品有限公司
铁酱油项目合作经销商工作讨论会	2010 年 11 月 24 日	CCIA、FFO、铁强化酱油经销商 **
铁强化酱油Ⅱ期共联合 22 家企业生产销售铁强化酱油	2010—2014 年	FFO、CCIA、22 家铁强化酱油定点企业 ***
浙江启动铁强化酱油推广项目,11 个市、县陆续全面开展铁强化酱油推广	2011—2014 年	浙江省卫生厅、浙江省妇女儿童工作委员会、浙江省疾病预防控制中心、各项目市(县)疾病预防控制中心
铁强化酱油项目宣传活动进入浙江大学	2011 年 5 月	浙江省疾病预防控制中心、浙江大学医学院公共卫生系营养健康研究所、浙江大学饮食服务中心紫金港餐饮中心、浙江大学学生营养与健康协会
山东省疾病预防控制中心在多地(如青岛、泰安、淄博、烟台、济南市等)与商超合作推广铁强化酱油,增加铁强化酱油市场占有率	2011—2014 年	FFO、山东省、各项目市(县)疾病预防控制中心
成都市学校铁强化酱油推广工作启动	2011 年 9 月	FFO、成都市疾病预防控制中心、成都预防医学会、佛山市海天调味食品股份有限公司
成都市疾病预防控制中心与商超、学校、社区等多方联合推广铁强化酱油	2011—2014 年	成都市疾病预防控制中心、红旗连锁商超、多家学校、社区等
北京市农村寄宿制学校综合食物强化试点项目推动铁强化酱油应用	2011 年 9 月	NINH、FFO、北京市教委、北京市疾病预防控制中心、延庆疾病预防控制中心、怀柔疾病预防控制中心、巴斯夫(中国)有限公司和中粮食品营销有限公司
在全国 31 个省选取寄宿制学校开展的"控制微量营养元素缺乏的关键技术研究及应用——铁缺乏及贫血预防和控制研究"项目	2012—2014 年	科技部支持项目,卫生部联合国家教委,31 个省(自治区、直辖市)卫生厅、教委,试点地区疾病预防控制中心及学校共同实施
签署"改善学生营养状况、促进学生健康成长"倡议书,推荐应用铁强化酱油改善学生铁营养状况	2012 年 5 月	中国学生营养与健康促进会、中国关心下一代工作委员会办公室、中国健康促进与教育协会、FFO
成都制定并发布《成都市中小学校供餐营养指南》,纳入成都市学校卫生标准体系:鼓励使用强化食品酱油使用铁强化酱油	2012 年 6 月	成都市教育局、成都市疾病预防控制中心

续表

事件和内容	时间	参与单位
《人群贫血筛查方法》(WS/T 441—2013)颁布	2013 年 5 月	NINH,北京大学儿童青少年卫生研究所、浙江省疾病预防控制中心、首都儿科研究所、深圳儿童医院,北京大学医学部公共卫生学院、浙江大学医学院附属儿童医院
新疆维吾尔自治区吉木乃县通过食物强化进行营养干预,食用铁强化酱油改善重点人群铁营养状况	2013—2015 年	中国发展研究基金会、联合国儿童基金会、国际生命科学学会中国办事处、FFO、烟台欣和味达美食品有限公司
德清开展铁强化酱油项目的成本 - 效益研究	2013—2014 年	FFO、浙江省、德清市疾病预防控制中心
案例分析:中国铁强化酱油项目公共卫生服务新模式——思考与挑战	2013 年 9 月	新加坡国立大学商学院、工学院;GAIN、FFO、CCIA、浙江省疾病预防控制中心、家乐福(中国)食品安全基金会、佛山市海天调味食品股份有限公司
中国食物强化工作会议,FFO 成立十周年	2013 年 10 月	国家卫生计生委、CCDC、NINH、FFO、CCIA、项目省(市、县)疾病预防控制中心、中国学生营养与健康促进会、CAIN、CNICEF 及烟台欣和味达美食品有限公司多家铁强化酱油定点企业
应用铁强化酱油预防控制中国铁缺乏和缺铁性贫血项目工作总结会	2014 年 10 月 28 日	国家卫生计生委、CCDC、FFO、CCIA、GAIN、UNICEF

　　*:佛山市海天调味食品股份有限公司、石家庄珍极酿造集团有限责任公司、吉林省北康酿造食品有限公司、北京虎王和田宽食品有限公司、北京和田宽食品有限公司、北京王致和食品集团有限公司金狮酿造厂、江苏仙鹤食品酿造有限公司、上海淘大食品有限公司、莱阳鲁花有限公司、联合利华食品(中国)有限公司、洛阳百味集团有限公司。

　　**:温州市新纪元食品有限公司、青岛永生调料有限公司、广州渝龙工贸有限公司、保定市南市区永昌商贸、长春市汇成食品经销处、北京市雄纪祥贸易有限责任公司、贵州德顺工贸有限公司、南京方川科工贸有限公司、上海荣进实业有限公司、大连大雷物流贸易有限公司、郑州阳明食品有限公司。

　　***:佛山市海天(高明)调味食品股份有限公司、广东珠江桥生物科技股份有限公司、广东美味鲜调味食品有限公司、烟台欣和味达美食品有限公司、蓬莱欣和食品有限公司、山东玉兔食品有限公司、山东巧媳妇食品集团有限公司、烟台万科食品有限公司、统万珍极食品有限公司、北京二商金狮龙门食品有限公司、北京和田宽食品有限公司、北京虎王和田宽食品有限公司、河北霸州争荣食品有限公司、贵阳味莼园食品股份有限公司、四川清香园调味品股份有限公司、北康酿造食品有限公司、哈尔滨正阳河调味食品有限公司、鹤岗市康维生物科技有限公司、江苏仙鹤食品酿造有限公司、杭州市食品酿造有限公司、广西铁鸟调味食品有限公司、丽水市鱼跃酿造食品有限公司。

第二节　铁强化酱油项目成就

2006 年，中国疾病预防控制中心科技处组织了"应用铁强化酱油改善我国人群铁缺乏和缺铁性贫血"项目专家鉴定会，总体认为铁强化酱油项目改善了我国人群的贫血状况，推动产业发展，使干预人群的贫血率下降比率达 30%。具体评价如下：

一、完成项目考核指标

（1）提供成熟的 NaFeEDTA 生产工艺技术和 NaFeEDTA 强化酱油生产工艺技术。

（2）提供 NaFeEDTA 安全性、在酱油中吸收率等基础数据。

（3）建立 NaFeEDTA 及强化酱油工艺和质量保障体系、检验方法和相关标准。

（4）评价铁强化酱油控制贫血人群和贫血高发地区人群贫血状况的效果。

（5）建立全国性应用铁强化酱油控制中国铁缺乏和缺铁性贫血的推动工作网络和监测哨点。

（6）建立中国食物强化网。

（7）通过全面推动，在 2 年内使试点地区的铁强化酱油人群认知率达到 30%，覆盖目标人群 2 800 万。

（8）创造我国公共卫生营养改善工作的新模式。

二、项目完成情况

从 1997 年底开始，中国疾病预防控制中心营养与食品安全所在国际生命科学学会中国办事处资助下，开始进行酱油生产及消费状况的调查，收集了酱油生产及消费数据、进行了酱油行业协会与酱油企业对铁强化酱油市场发展可行性的评价。

1998 年开始进行铁强化酱油的研究工作，研究发现当时法规允许使用的铁强化剂不适于酱油的强化，而 NaFeEDTA 适合在酱油强化中使用。由于当时 NaFeEDTA 还是一种新型的铁强化剂，我国没有 NaFeEDTA 生产，国际上没有企业进行规模化生产，只有两个企业可以提供样品，且价格过高，无法用于大规模食物强化项目。因此项目与北京维他营养保健品公司合作开展了 NaFeEDTA 作为铁强化剂的合成工艺研究及生产工艺的中试研究工作，到 1999 年完成了 NaFeEDTA 作为营养强化剂的申报工作，NaFeEDTA 被卫生部批准作为新的铁强化剂使用。到 2002 年 NaFeEDTA 被卫生部批准在酱油中使用。

1998 年下半年项目完成了 NaFeEDTA 强化剂工艺的研究和中试研究工作，并采用稳定性同位素示踪方法对 NaFeEDTA 及 $FeSO_4$ 强化酱油中铁的人体吸收率进行观察研究，显示 NaFeEDTA 具有较高的人体吸收率。

1999 年上半年完成了 NaFeEDTA 强化酱油对 300 名贫血学生为期三个月的干预试验观察，结果显示 98% 的贫血学生相关指标恢复，不再诊断为贫血。

2000 年 4 月卫生部批准在贵州开展铁强化酱油贫血干预观察研究，覆盖地区为贵州毕节 9 个自然村，覆盖人数达到 14 000 人。至 2002 年，经一年半的干预观察，当地不同人群贫血发生率下降 30% ~ 50%，其中儿童贫血发生率由 50% 左右下降到 10% 以下。显示了大人群贫血干预的显著效果，同时进行的铁强化酱油可接受性调查显示，居民对铁强化酱油的接受率达到 83%。该项工作为进一步开展铁强化酱油干预工作奠定了基础。

2003 年 10 月，GAIN 资助的铁强化酱油预防控制贫血工作启动。中国疾病预防控制中心成立食物强化办公室开展项目工作，进行项目推动。全面工作主要包括四部分内容：①铁强化酱油的宣传教育；②铁强化酱油的社会营销；③铁强化酱油的质量保障；④铁强化酱油食用的人群监测。项目在全国开展工作，建立了中国调味品协会、试点省疾病预防控制中心、卫生部卫生监督中心和媒体等多部门参与的工作组织体系。建立了中国食物强化网站和项目固定的报刊杂志版面。组织进行铁强化酱油试点企业认证、NaFeEDTA 生产企业认证、铁强化酱油 HACCP 质量体系管理、铁强化酱油检验方法培训及各类推动、发布和培训会。组织编写了各类宣传资料、培训资料和铁强化酱油技术手册等材料。项目与中国调味品协会合作，经过严格的质量体系初审和终审，从全国 70 家酱油企业中，选择出 16 家酱油企业作为铁强化酱油生产的定点企业。

项目在五个省开展了推动试点工作，建立了试点省以疾病预防控制中心体系为主，政府支持和企业参与的组织框架，并与各类媒体、商家、乡村建立合作伙伴关系。各省设立了铁强化酱油推动工作领导小组，全面组织协调各地区、县、乡、村铁强化酱油推动的各项工作。各试点省开展了广泛的电视、报刊、杂志、张贴画、宣传册、车体、年画、年历、墙报、标语、文具用品等不同形式的宣传，组织了多种形式的培训、讲座、电影下乡、展会、免费检测、铁强化酱油赠送等推广活动。项目制作铁强化酱油公益广告片 4 版，播出公益广告 13 458 次，进行科普宣传 1 600 次，专家讲座等活动百余次；编写各类宣传折页 10 余种，张贴宣传画 40 余种，年历、月历、周历、日历 8 种，共发放 160 余万份宣传材料。这些形式多样的宣教活动为提高消费者对铁强化酱油健康知识的了解提供了基础，并营造了铁强化酱油消费的社会环境，是铁强化酱油预防控制贫血项目推动的基础保障。

项目广泛开展与政府、企业、商场和学校合作的社会营销活动。其中项目与定点企业共同制订铁强化酱油推广计划，项目进行公益宣传，企业与项目紧密配合进行铁强化酱油推广活动，例如项目与铁强化酱油企业和江苏苏果超市 400 余家连锁店合作进行的铁强化酱油社会营销等活动受到了广泛的关注，再例如项目对定点酱油企业营销队伍进行社会营销培训等，极大增强了企业销售人员推动铁强化酱油的热情和信心。社会营销活动取得了显著效果，在定点企业的支持和努力下，铁强化酱油总产量已达到 12 余万吨，铁强化酱油年产量和销量为 7 余万吨，有 3 000 万目标人群食用铁强化酱油，覆盖 5 个省 3 亿人口。项目按计划对定点企业进行考察考核、技术及检验方法的培训，促进了企业内部质量保障的发展。共抽检市场和企业铁强化酱油样品 120 个，进行了有力的外部质量控制。保障了铁强化酱油的质量和社会声誉。

项目在贫血高发地区建立 17 个监测哨点，对贫血发生率和铁强化酱油认知率进行调查。推动一年多来，在哨点地区铁强化酱油覆盖率达到 100%，认知率达到 80%。在推动的试点省，铁强化酱油覆盖率达到 90%，认知率比项目开展前上升到 30%。

以上工作的成功开展，为创造适宜于我国公共卫生营养改善工作提供了新的模式。这就是在政府政策支持下，在卫生行政部门领导下，以国家疾病预防控制体系和卫生监督体系为中心，与各级政府、科研院所、医院、食品行业协会、食品企业、商业机构和媒体建立推动营养改善的合作伙伴关系，以营养不良高发地区和营养不良人群为工作重点，建立可持续、有保障的营养改善机制，开展有计划、有监督、有评估和有目标的营养改善工作。

三、与国内外同类技术比较

这是国内外首次成功地利用调味品作为食物强化载体，利用新型铁强化剂 NaFeEDTA 进行铁缺乏和缺铁性贫血干预研究，该研究处于国际领先水平。

四、技术的创造性与先进性

（1）在获得 NaFeEDTA 合成专利技术的基础上，建立了食品级 NaFeEDTA 生产基地，质量达到国际水平，生产能力能满足国内食品营养强化的需要。

（2）建立了有严格质控的 NaFeEDTA 强化酱油生产体系，包括强化工艺、检测方法和质控技术，为铁强化酱油的质量保证提供了必需的技术支持。

（3）首次采用同位素标记技术研究 NaFeEDTA 和 $FeSO_4$ 在中国膳食模式下铁的吸收率，进行贫血儿童改善试验和大人群干预试验，以充分的科学数据证明了 NaFeEDTA 在预防和控制缺铁性贫血方面的有效性、可接受性和经济上的可行性。

（4）创建了一个通过健康教育、社会营销、人群监测和质量控制互相配合的公共卫生营养改善工作模式，并已在预防和控制我国缺铁性贫血方面初见成效。这一模式的特点是政府领导、多部门合作、全社会参与、具有可持续性和有效性。

五、项目评价

经济的发展，归根到底是劳动生产率的提高，人力资源的发展则是社会经济中最活跃的部分。营养不良不仅直接降低经济发展水平，而且会带来巨大的经济损失，降低经济发展速度，从而进一步降低经济发展水平。铁是血红蛋白的重要组成部分，血红蛋白在血液中担负着运送氧的作用。铁对于脑发育十分重要，同时也是儿童认知能力发育降低的危险因素之一。缺铁性贫血对生存、健康和行为的影响是可以衡量的。铁缺乏对我国国民经济造成的损失非常大，中国疾病预防控制中心著名营养学家陈春明研究员建立了铁缺乏造成国民经济损失的计算方法。以我国成人 2000 年监测的贫血率（女性 35.6%；男性 13.7%）维持 10 年不变为基数进行计算的结果是，10 年中我国劳动力损失 7 020 亿元人民币，其中妇女贫血造成的损失占全部损失的 69%。而如果营养改善使贫血率在 10 年中下降 30%，则劳动力损失减少 1 070 亿元，其中西部地区为 300 亿元。以我国儿童当前 21.7% 贫血率为基数，若 10 年内维持贫血率不变，则 10 年中造成的生产力损失将达到 24 000 亿元。若 10 年中贫血率下降比率达 30%（为 15.2%），则劳动力损失将减少 3 480 亿元。根据这种方法计算，铁强化酱油项目持续 5 年，人群缺铁性贫血下降 30%，覆盖人口 3.6 亿，其中 1.29 亿为缺铁目标人群，成本效益比 C/B（cost benefit ratio）达到 1∶14。这样高的投资回报率是其他商业投资无法比拟的。由于项目对改善贫血导致的营养不良人群有着明显效果，其良好的社会效益及对社会生产力的长期贡献受到关注，从而也突显了我国进行营养改善的重要性。

第六章 铁强化酱油改善贫血综合评估

第一节 铁强化酱油项目干预人群的铁缺乏与缺铁性贫血基础状况分析

铁强化酱油项目实施前，并未进行人群铁营养状况的基线调查。这为项目评估带来了困难。通过对数据检索和分析研究，估计项目实施前人群铁缺乏和缺铁性贫血基线数据，结合2012 年居民铁营养状况和缺铁性贫血状况数据，对铁强化酱油项目实施 10 年以来作用效果进行评估。我国第四次中国居民营养与健康状况调查开展于 2002 年，提供了铁强化酱油项目实施前人群贫血状况的翔实数据，而开展于 2010—2013 年间的第五次中国居民营养与健康状况监测则为铁强化酱油项目实施 10 年后提供了我国人群贫血、部分人群铁营养状况数据。

2002 年 8—12 月在卫生部、科技部和国家统计局的共同领导下，在全国范围内开展了中国居民营养与健康状况调查，这次调查是我国继 1959 年、1982 年、1992 年后进行的第四次全国性的营养调查工作。调查采用多阶段分层整群随机抽样的方法进行样本抽取，调查样本地区包括 31 个省、自治区、直辖市；调查范围包括农村、城市；调查人群包括不同性别各年龄段人群，有孕妇、乳母、婴幼儿、3 ~ 12 岁的儿童、青少年、成年人、老年人。Hb 检测人群共计 207 077 人，其中城市居民 78 192 人，占调查人数的 37.8%；农村居民 128 885 人，占调查人数的 62.2%。

2010—2013 年第五次中国居民营养与健康状况调查，2010 年在全国的 31 个省、自治区、直辖市中完成 34 个大城市点和 16 个中小城市点居民营养与健康状况监测，2011 年完成 25 个中小城市点、45 个农村点和 30 个贫困农村点居民营养与健康状况监测，2012 年完成 40 个婴幼儿乳母点的专项监测工作，最后形成一个约 20 万样本人群的、具有全国代表性的膳食营养与健康数据库。调查采用与人口成比例抽样（PPS）的方法从样本市（区）中抽取 6 个居委会，按简单随机抽样原则，每居委会随机抽取 3 个群（各 25 户）组成调查样本，共 75 户，每个监测点市区的监测人群样本数为 1 000 人以上。

2002 年、2010—2013 年中国居民营养与健康状况调查结果显示，2002 年全国居民贫血率为 20.1%，2010—2013 年全国居民贫血率为 9.7%。2002 年我国孕妇贫血患病率为 28.9%，5 岁以下儿童贫血率为 18.8%；2010—2013 年孕妇贫血率为 17.2%，6 岁以下儿童贫血率为 11.6%，见表 6-1。

表 6-1　两次全国居民营养调查结果

人群	贫血率 /%	
	2010—2013 年	2002 年
孕妇	17.2	28.9
6 岁以下儿童	11.6	18.8
全人群	9.7[#]	20.1[*]

[#] 此为 6 岁以上人群数据；[*] 2002 年为 5 岁以上数据。

　　评估铁强化酱油对我国人群 ID 与 IDA 的预防和控制作用，由于缺乏 2002 年 ID 以及 IDA 数据，因此采用统计方法计算同年 ID 以及 IDA 的发生率。采用 Meta 分析方法对同年相关 ID 以及 IDA 的研究进行汇总分析，确定当年 ID 以及 IDA 发生率，然而同一年研究中关于 ID 与 IDA 的研究很少或几乎没有，因此为研究 2002 年全国营养调查相对应的 IDA 结果，将 2002 年作为时间节点，选取时间节点前后 5 年即 1998 年 1 月至 2007 年 12 月共 10 年的文献汇总分析，结果代表 2002 年时间节点数据。为进一步了解 2002 年全国 ID 状况与 IDA 状况分别通过 Meta 分析方法计算普通人群、孕妇与儿童的 ID 状况与 IDA 状况。

一、项目基线 ID 结果

　　1. **文献结果**　表 6-2 总结了纳入 Meta 分析的 19 篇文献的基本特点。共有 26 065 个样本纳入到 ID Meta 研究。在所纳入的 ID 发生率的文献中，存在不同的 ID 诊断标准，但目前所有标准都在人群检测中应用。在纳入的 19 篇文献中全部为健康人群，其中包括 7 岁以下儿童、7 岁以上人群、孕妇、全人群四部分。样本涉及江西、吉林、成都、云南、北京、新疆等地，同时涉及农村、城市。在各文献中样本量也有差别，自 158 个至 9 118 个不等。其中，5 篇文献涉及 7 岁以上各年龄段人群共 5 182 个样本量；5 篇文献涉及孕妇人群包含孕早期、孕中期、孕晚期共 5 566 个样本量；11 篇文献涉及 7 岁以下儿童人群共 15 317 个样本量。

表 6-2　纳入 ID 研究的 19 篇文献特征

	作者	篇名	年份 / 年	年龄	总人数 / 人	ID 人数 / 人
1	陈桃荣	南昌市女中学生血液铁代谢状况研究	2007	13 ~ 16 岁	300	98

续表

作者	篇名	年份/年	年龄	总人数/人	ID人数/人
2	中国儿童、孕妇、育龄妇女铁缺乏症流行病学调查协作组	中国孕妇、育龄妇女铁缺乏症患病率调查	2004	育龄妇女及孕妇	7 312	4 058
3	陈子松	609例孕妇妊娠期贫血情况调查与分析	2006	孕妇	609	239
4	杨赛娥	福鼎市育龄妇女和孕妇铁缺乏症初步调查	2002	育龄妇女	298	118
5	林晓明	北京山区学龄儿童铁营养状况及亚临床铁缺乏的干预效果	2003	7~11岁	392	81
6	房少华	昆明城区、大理农村7个月至7岁儿童铁缺乏调查分析	2004	7月龄~7岁	969	243
7	黄晓雅	乐清市6个月至13岁儿童铁缺乏症调查分析	2005	6月龄~7岁	706	380
8	王盈盈	泉州市6月至7岁儿童缺铁性贫血流行病学调查	2004	6月龄~7岁	1 004	331
9	黄玉梅	三明市区423名儿童铁缺乏状况调查	2005	7月龄~7岁	423	76
10	刘淑萍	沿海地区儿童铁缺乏情况调查	2004	~7岁	1 382	454
11	中国儿童铁缺乏症流行病学调查协作组	中国7个月至7岁儿童铁缺乏症流行病学的调查研究	2002	7月龄~7岁	9 118	3 675
12	梁辉	长沙市500例2~6岁儿童铁缺乏症调查分析	1999	2~6岁	500	212
13	陈志刚	石河子市儿童贫血及铁缺乏的状况调查	2001	0~7岁	384	41
14	林晓明	顺义县农村儿童铁状况及隐性缺铁的干预效果	2001	3~7岁	202	61
15	戴珺	0~7岁儿童血清中微量元素铁、锌含量的检测分析	2007	0~7岁	272	74
16	刘盛辉	北京市房山区617名小学生铁缺乏症调查	1998	7~14岁	617	92
17	王霞	成都市357例6月~6岁儿童铁缺乏症的流行病学调查	2006	6月龄~6岁	357	76

续表

	作者	篇名	年份／年	年龄	总人数／人	ID人数／人
18	刘丽杰	吉林市 158 名孕妇缺铁性贫血的营养调查	1998	孕妇	158	42
19	胡洪波	孕妇铁缺乏状况调查及相关指标的结果分析	2007	孕妇	1 062	141

对纳入研究的 19 篇文献采用美国卫生保健质量和研究机构（Agency for Healthcare Research and Quality，AHRQ）推荐的 11 条评价标准进行评价，结果如图 6-1。

作者	年份	是否明确了资料来源（调查，文献回顾）	是否列出了暴露组和非暴露组（案例和对照）的纳入及排除标准或参考以往的出版物	哪个时间段内的患者被纳入研究	如果不是主观化指标来源的话，研究对象是否连续	对患者主观化指标的评估的评估者是否与患者的其他客观指标相隔离	描述了任何为保证质量而进行的检测（如对主要结局指标的检测）再检测	对将部分患者剔除出分析提供了解释	描述了如何评价和/或控制混杂因素的措施	如果存在缺失值，解释了分析中是如何处理缺失的数据的	总结了患者的应答率及数据收集的完整性	如果有随访，提供了查明预期的患者不完整数据所占的百分比或随访结果
陈桃荣	2007	⊕	⊕	⊕	⊕	?	⊕	⊕	⊕	?	?	?
中国儿童、孕妇、育龄妇女铁缺乏症流行病学调查协作组	2004	⊙	⊕	⊙	⊕	?	⊕	⊙	⊕	?	⊕	?
杨赛娥	2002	⊕	⊙	?	⊙	⊕	⊕	⊕	⊕	?	?	⊕
戴珺	2007	⊕	⊕	⊕	⊕	⊙	⊕	?	?	?	?	⊕
房少华	2004	⊕	⊕	⊕	⊕	⊙	⊕	⊕	⊕	?	?	⊕
黄晓雅	2005	⊕	⊕	⊕	?	⊕	⊕	⊕	⊕	?	?	⊕
王盈盈	2004	⊕	⊕	?	⊕	⊕	⊕	?	⊕	?	?	⊕
刘淑萍	2004	⊕	?	?	⊕	⊕	?	⊕	⊕	?	?	⊕
中国儿童铁缺乏症流行病学调查协作组	2002	?	⊕	⊙	⊕	⊙	⊙	⊕	⊕	⊙	?	⊕
黄玉梅	2005	⊕	?	⊙	?	⊙	⊕	?	⊕	⊙	?	⊕
梁辉	1998	⊕	?	?	?	⊕	?	⊕	⊕	?	?	⊕
陈志刚	2001	⊕	?	⊕	?	?	⊕	?	⊕	?	?	⊕
林晓明	2001	⊕	?	⊕	⊕	?	⊕	?	⊕	?	?	⊙
林晓明	2003	⊕	⊙	?	⊕	⊙	⊕	?	⊕	?	?	⊕
刘胜辉	1998	⊕	?	⊕	⊙	?	⊕	?	⊕	?	?	⊕
王霞	2008	?	⊙	⊕	?	⊙	⊕	?	⊕	?	?	⊕
陈子松	2006	⊕	⊙	?	⊕	?	⊕	?	⊕	?	?	⊕
刘丽杰	1998	?	⊕	?	⊕	⊙	⊕	?	⊕	?	?	⊕
胡洪波	2007	⊕	?	⊙	?	⊕	?	⊕	⊕	?	⊕	?

图 6-1　ID 相关文献质量评价

2. 铁缺乏 Meta 分析结果 由 19 篇文献进行 Meta 分析，结果见图 6-2。发表偏倚 P < 0.01，表明本研究不存在明显偏倚。结果显示 I^2 = 99%，存在很高的异质性，敏感性分析不能确定哪种因素是影响异质性高的原因，因此结果采用随机效应模型，可知全文献人群 ID 患病率为 29%，即全文献人群 ID 率为 29%。

绘制漏斗图了解其有无发表偏倚，漏斗图是左右不对称，存在发表偏倚，见图 6-3。进行 Egger 统计学定量检验结果显示 P = 0.001 75 < 0.05，见图 6-4，提示有发表偏倚。

同时对 7 岁以上人群 ID 患病率、7 岁以下儿童 ID 患病率、孕妇 ID 患病率进行分析，结果显示 7 岁以上人群 ID 患病率为 28%（见图 6-5、图 6-6、图 6-7）、7 岁以下儿童 ID 患病率为 29%（图 6-8、图 6-9、图 6-10）、孕妇 ID 患病率为 35%（图 6-11、图 6-12、图 6-13）。

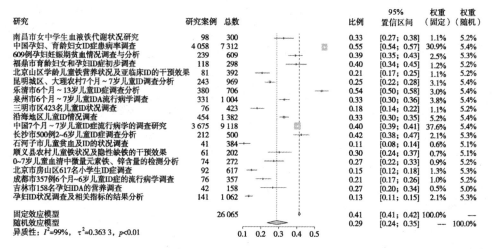

图 6-2 全文献人群 ID 患病率 Meta 分析结果

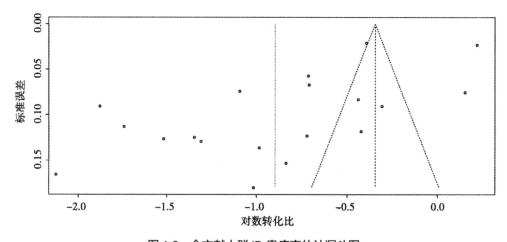

图 6-3 全文献人群 ID 患病率估计漏斗图

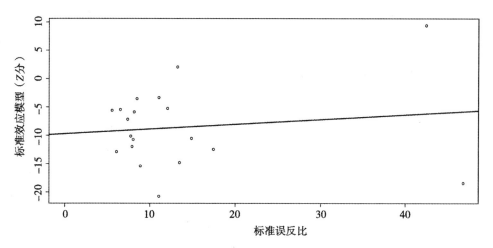

图 6-4　全文献人群 ID 患病率估计 Meta 分析 Egger 漏斗图

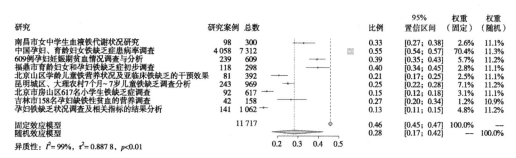

图 6-5　7 岁以上人群 ID 患病率 Meta 分析结果

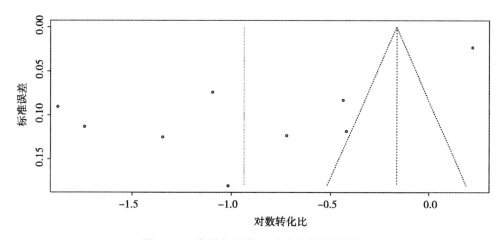

图 6-6　7 岁以上人群 ID 患病率估计漏斗图

089

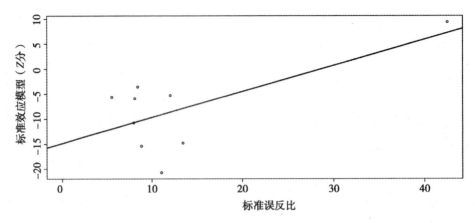

图 6-7　7 岁以上人群 ID 患病率估计 Meta 分析 Egger 漏斗图

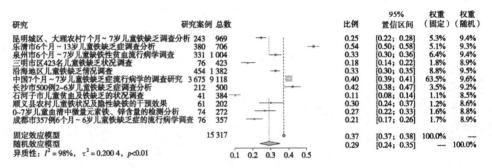

图 6-8　7 岁以下儿童 ID 患病率 Meta 分析结果

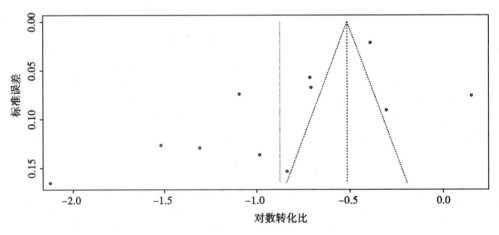

图 6-9　7 岁以下儿童 ID 患病率估计漏斗图

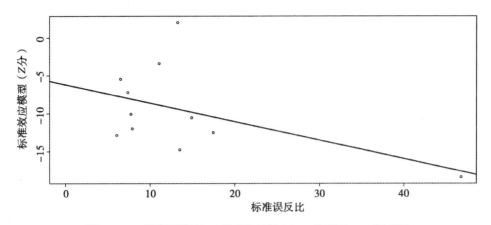

图 6-10 7 岁以下儿童 ID 患病率估计 Meta 分析 Egger 漏斗图

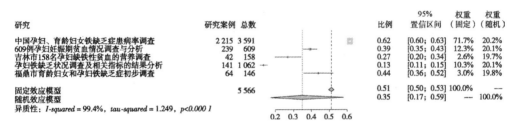

图 6-11 孕妇 ID 患病率 Meta 分析结果

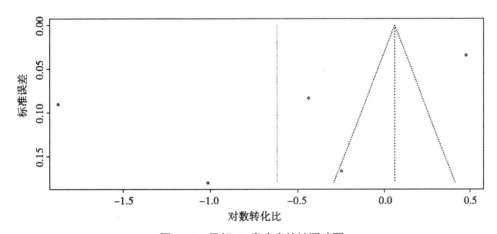

图 6-12 孕妇 ID 患病率估计漏斗图

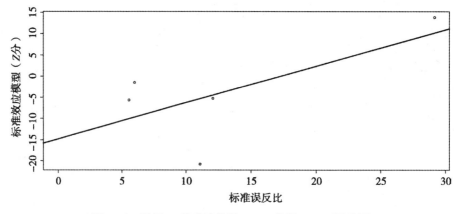

图 6-13　孕妇 ID 患病率估计 Meta 分析 Egger 漏斗图

二、项目基线 IDA 结果

1. 文献结果　表 6-3 总结了纳入 Meta 分析的 24 篇文献的基本特点。总共有 60 079 个样本纳入 IDA Meta 研究中。在所纳入的 IDA 患病率文献中，存在不同的 IDA 诊断标准，但目前所有标准都在人群检测中应用，因此并未统一 IDA 检测指标。同时 24 篇关于儿童研究文献中，儿童年龄多在 7 岁以下，因此在研究中将儿童定位为 0 ~ 7 岁。

在纳入的 24 篇文献中全部为健康人群，其中包括全人群、孕妇、7 岁以下儿童以及 7 岁以上人群，同时又分为城市、农村以及 6 ~ 21 岁大城市女性等亚组人群。样本涉及江西、吉林、成都、云南、北京、新疆等地。在各文献中样本量也有着差别，自 158 个至 9 118 个不等。10 篇文献涉及 7 岁以上各年龄段人群共 8 364 个样本量；6 篇文献涉及孕妇人群，分为孕早期、孕中期、孕晚期，共 6 654 个样本量；17 篇文献涉及 7 岁以下儿童人群，共 45 061 个样本量。

表 6-3　纳入 IDA 研究的 24 篇文献特征

序号	作者	年份 / 年	篇名	年龄	总人数 / 人	IDA 人数 / 人
1	修新红	2003	1 314 例育龄妇女缺铁性贫血发病现状调查	育龄妇女	1 314	268
2	陈桃荣	2007	南昌市女中学生血液铁代谢状况研究	13 ~ 16 岁	300	38
3	中国儿童、孕妇、育龄妇女铁缺乏症流行病学调查协作组	2004	中国孕妇、育龄妇女铁缺乏症患病率调查	育龄妇女	7 312	1 249

续表

序号	作者	年份/年	篇名	年龄	总人数/人	IDA人数/人
4	李朋	2002	两校青年女学生缺铁性贫血现况调查及干预试验研究	女大学生	853	225
5	王佳	2002	青春期女性缺铁性贫血伴幽门螺杆菌感染的相关性及铁干预研究	12～18岁	1 037	177
6	杨赛娥	2002	福鼎市育龄妇女和孕妇铁缺乏症初步调查	育龄妇女	298	53
7	戴珺	2007	0～7岁儿童血清中微量元素铁、锌含量的检测分析	0～7岁	272	49
8	史俊霞	2004	5岁以下流动儿童保健状况分析	0～5岁	4 952	411
		2005			6 318	289
		2006			6 074	422
		2007			6 819	684
9	江笑娥	2002	广州市荔湾区555例学龄儿童血液锌原卟啉测定结果分析	6～7岁	245	20
10	黄晓雅	2005	乐清市6个月～13岁儿童铁缺乏症调查分析	6月龄～13岁	1 125	142
11	王盈盈	2004	泉州市6个月～7岁儿童缺铁性贫血流行病学调查	6月龄～7岁	1 004	140
12	刘淑萍	2004	沿海地区儿童铁缺乏情况调查	0～7岁	1 382	68
13	马爱勤	1999	沂蒙山区学龄前儿童缺铁性贫血状况调查	3～6岁	457	139
14	中国儿童铁缺乏症流行病学调查协作组	2002	中国7个月～7岁儿童铁缺乏症流行病学的调查研究	7月龄～7岁	9 118	714
15	王天有	2001	北方四市城区2～7岁儿童铁缺乏症流行病学调查及分析	2～7岁	5 333	100
16	梁辉	1998	长沙市500例2～6岁儿童铁缺乏症调查分析	2～6岁	500	158

续表

序号	作者	年份／年	篇名	年龄	总人数／人	IDA人数／人
17	陈志刚	2001	石河子市儿童贫血及铁缺乏的状况调查	0～7岁	384	14
18	林晓明	2001	顺义县农村儿童铁状况及隐性缺铁的干预效果	3～7岁	271	8
19	林晓明	2003	北京山区学龄儿童铁营养状况及亚临床铁缺乏的干预效果	7～14岁	1 006	39
20	杨筱青	2004—2006	1 300例儿童血中微量元素及血铅水平对自身健康影响的研究	1月龄～15岁	1 300	287
21	王霞	2008	成都市357例6个月～6岁儿童铁缺乏症的流行病学调查	6月龄～6岁	357	17
22	陈子松	2006	609例孕妇妊娠期贫血情况调查与分析	孕妇	609	43
23	刘丽杰	1998	吉林市158名孕妇缺铁性贫血的营养调查	孕妇	158	30
24	陶玉玲	2003	江西省三区六县孕妇缺铁性贫血调查分析	孕妇	1281	481

对纳入研究的24篇文献采用AHRQ推荐的11条评价标准进行评价，结果如图6-14。

2. IDA Meta分析结果 由24篇文献进行Meta分析，结果见图6-15。发表偏倚 $P < 0.01$，表明本研究不存在明显偏倚。结果显示 $I^2 = 99\%$，存在很高的异质性，敏感性分析不能确定哪种因素是影响异质性高的原因，因此结果采用随机效应模型，可知全文献人群IDA患病率为12%，即全文献人群IDA率为12%。

绘制漏斗图了解其有无发表偏倚，漏斗图是左右对称，不存在发表偏倚，见图6-16。进行Egger统计学定量检验结果显示 $P = 0.178\ 3 > 0.05$，见图6-17，提示无发表偏倚。

同时对7岁以上人群、7岁以下儿童、孕妇IDA患病率进行Meta分析，结果显示7岁以上人群IDA患病率为13%（图6-18、图6-19、图6-20）、7岁以下儿童IDA患病率为9%（图6-21、图6-22、图6-23）、孕妇IDA患病率为19%（图6-24、图6-25、图6-26）。

		是否明确了资料来源（调查、文献回顾）	是否列出了暴露组和非暴露组（案例和对照）的纳入及排除标准或参考以往的出版物	哪个时间段内的患者被纳入研究	如果不是人群来源的话，研究对象是否连续	对患者主观化指标的评估的话，研究对象是否与患者的其他客观指标相隔离	描述了任何为保证质量而进行的评估（如对主要结局指标的检测/再检测）	对将部分患者剔除出分析提供了解释	描述了如何评价和/或控制混杂因素的措施	如果存在缺失值，解释了分析中是如何处理缺失数据的	总结了患者的应答率及数据收集的完整性	如果有随访，提供了查明预期的患者不完整数据所占的百分比或随访结果
修新红	2003	⊕	⊙	?	⊕	⊕	?	⊕	⊕	⊕	?	?
陈桃荣	2007	⊕	⊙	⊕	⊙	?	⊕	⊙	?	?	?	⊕
中国儿童、孕妇、育龄妇女铁缺乏症流行病学调查协作组	2004	⊙	⊕	⊙	⊕	?	⊕	⊙	⊕	?	⊕	?
李朋	2002	?	?	⊕	?	⊕	?	?	⊕	⊕	⊕	⊕
王佳	2002	⊕	⊕	⊕	⊕	⊕	?	⊕	⊕	⊙	?	⊕
杨赛娥	2002	⊕	⊕	⊙	⊕	⊕	?	⊕	⊕	⊕	?	⊕
戴珺	2007	⊕	?	⊕	⊕	⊕	?	⊕	⊕	?	?	⊕
史俊霞	2004-2008	⊕	?	⊕	⊙	⊕	?	⊕	⊕	⊙	?	⊕
江笑娥	2002	⊕	⊙	⊕	⊙	⊕	?	⊕	⊕	⊙	?	⊕
黄晓雅	2005	⊕	⊕	⊕	?	⊕	?	⊕	⊕	⊕	?	?
王盈盈	2004	⊕	?	⊕	⊕	⊕	?	⊙	⊕	⊙	?	⊕
刘淑萍	2004	⊕	?	⊙	⊕	⊕	?	⊙	⊕	⊙	?	⊕
马爱勤	1999	?	⊕	⊙	?	⊕	?	⊕	⊕	⊕	?	⊕
中国儿童铁缺乏症流行病学调查协作组	2002	?	⊕	⊙	⊕	⊙	?	⊕	⊕	⊙	?	⊕
王天有	2001	⊕	?	⊙	⊕	⊙	⊕	?	⊕	⊕	?	⊕
梁辉	1998	⊕	?	⊕	?	?	⊕	⊕	⊕	⊕	?	⊕
陈志刚	2001	⊕	?	⊙	⊕	?	⊕	?	⊕	⊕	?	⊕
林晓明	2001	⊕	?	⊙	⊕	?	⊕	?	⊕	⊕	?	⊕
林晓明	2003	⊕	⊙	?	⊕	?	⊕	?	⊕	⊕	?	⊕
杨筱青	2004-2006	⊕	?	⊕	⊙	⊕	?	⊕	⊕	⊙	?	⊕
王霞	2008	?	?	⊕	?	?	⊕	?	⊕	⊙	?	⊕
陈子松	2006	?	⊕	?	⊕	⊕	?	⊕	⊕	⊙	?	⊕
刘丽杰	1998	?	?	⊕	?	?	⊕	?	⊕	⊕	⊙	?
陶玉玲	2003	⊕	?	⊕	⊕	⊕	?	?	⊕	⊕	⊙	?

图 6-14　IDA 相关文献质量评价

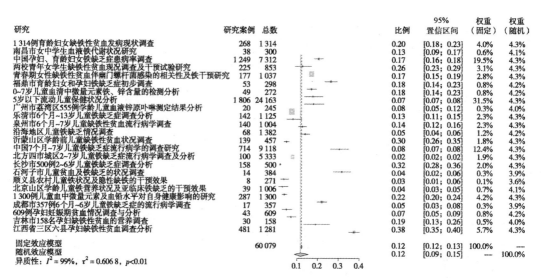

图 6-15　全文献人群 IDA 患病率 Meta 分析结果

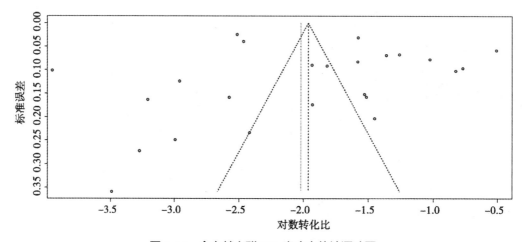

图 6-16　全文献人群 IDA 患病率估计漏斗图

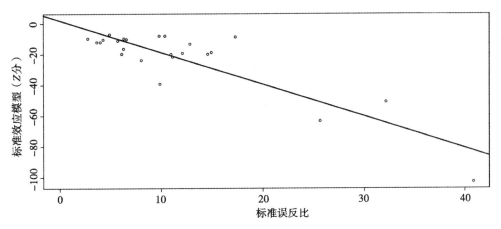

图 6-17 全文献人群 IDA 患病率估计 Meta 分析 Egger 漏斗图

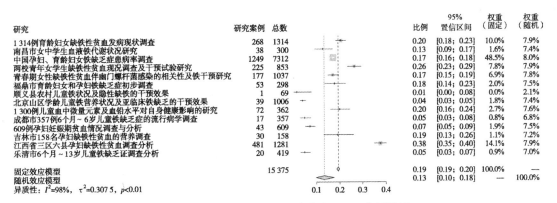

研究	研究案例	总数		比例	95%置信区间	权重(固定)	权重(随机)
1 314例育龄妇女缺铁性贫血发病现状调查	268	1314		0.20	[0.18; 0.23]	10.0%	7.9%
南昌市女中学生血液铁代谢状况研究	38	300		0.13	[0.09; 0.17]	1.6%	7.4%
中国孕妇、育龄妇女铁缺乏症患病率调查	1249	7312		0.17	[0.16; 0.18]	48.5%	8.0%
两校青年女学生缺铁性贫血现况调查及干预试验研究	225	853		0.26	[0.23; 0.29]	7.8%	7.9%
青春期女性缺铁性贫血伴幽门螺杆菌感染的相关性及铁干预研究	177	1037		0.17	[0.15; 0.19]	6.9%	7.8%
福鼎市育龄妇女和孕妇铁缺乏症初步调查	53	298		0.18	[0.14; 0.23]	2.0%	7.5%
顺义县农村儿童状况及隐性缺铁的干预效果	1	69		0.01	[0.00; 0.08]	0.0%	2.1%
北京山区学龄儿童营养状况及亚临床铁缺乏的干预效果	39	1006		0.04	[0.03; 0.05]	1.8%	7.4%
1 300例儿童血中微量元素及血铅水平对自身健康影响的研究	72	362		0.20	[0.16; 0.24]	2.7%	7.6%
成都市357例6个月~6岁儿童铁缺乏症的流行病学调查	17	357		0.05	[0.03; 0.08]	0.8%	6.8%
609例孕妇妊娠期贫血情况调查与分析	43	609		0.07	[0.05; 0.09]	1.9%	7.5%
吉林市158名孕妇缺铁性贫血的营养调查	30	158		0.19	[0.13; 0.26]	1.1%	7.2%
江西省三区六县孕妇缺铁性贫血调查分析	481	1281		0.38	[0.35; 0.40]	14.1%	7.9%
乐清市6个月~13岁儿童铁缺乏证调查分析	20	419		0.05	[0.03; 0.07]	0.9%	7.0%
固定效应模型		15 375		0.19	[0.19; 0.20]	100.0%	—
随机效应模型				0.13	[0.10; 0.18]	—	100.0%

异质性：$I^2=98\%$，$\tau^2=0.307\,5$，$p<0.01$

图 6-18 7 岁以上人群 IDA 患病率 Meta 分析结果

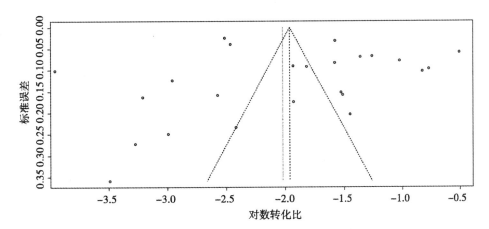

图 6-19 7 岁以上人群 IDA 患病率估计漏斗图

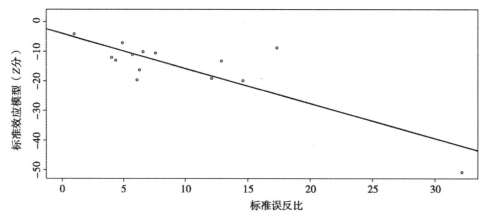

图 6-20　7 岁以上 IDA 患病率估计 Meta 分析 Egger 漏斗图

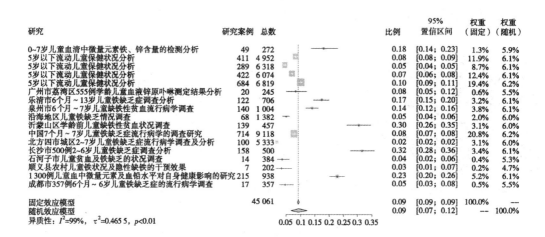

图 6-21　7 岁以下儿童 IDA 率 Meta 分析结果

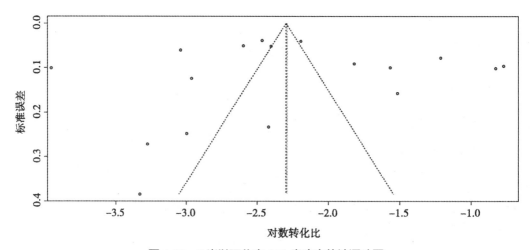

图 6-22　7 岁以下儿童 IDA 患病率估计漏斗图

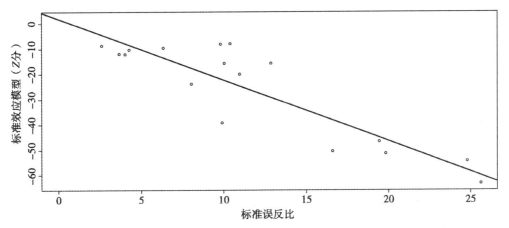

图 6-23　7 岁以下儿童 IDA 患病率估计 Meta 分析 Egger 漏斗图

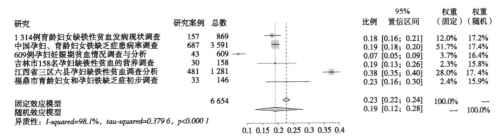

图 6-24　孕妇 IDA 患病率 Meta 分析结果

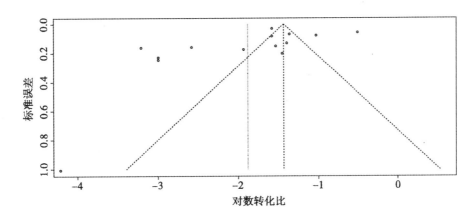

图 6-25　孕妇 IDA 患病率估计漏斗图

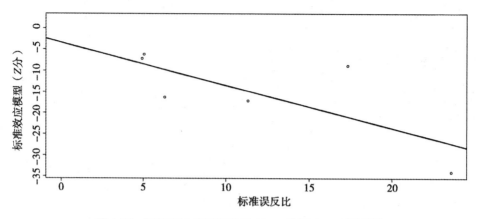

图 6-26　孕妇 IDA 患病率估计 Meta 分析 Egger 漏斗图

3. 人群 IDA 患病率亚组分析　对全部人群按年龄段与调查点进行分组分析，分为城市人群、农村人群，以及 6～21 岁大城市女性等。各亚组分析结果按照 I^2 是否大于 50% 判定结果采用随机效应模型或固定效应模型。城市人群 IDA 率为 15%，农村人群 IDA 率为 20%，6～21 岁大城市女性 IDA 率为 21%，分组具体结果见图 6-27 至图 6-29。

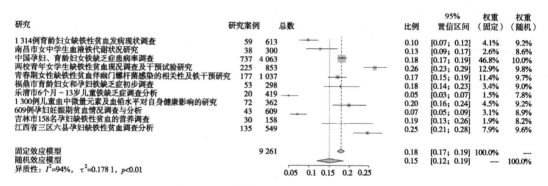

图 6-27　城市人群亚组 Mate 分析结果

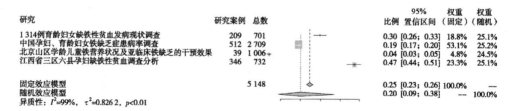

图 6-28　农村人群亚组 Mate 分析结果

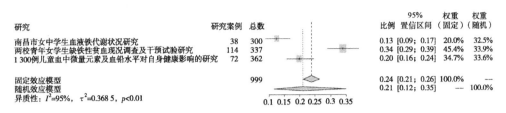

图 6-29　6～21 岁大城市女性人群亚组 Mate 分析结果

三、结论

采用 R 软件对经过筛选纳入 ID 与 IDA 研究的文献进行单个率的 Meta 分析，分析结果显示全人群 ID 发生率为 29%，儿童 ID 率为 29%，孕妇 ID 率为 35%；全人群 IDA 率为 12%，儿童 IDA 率为 9%，孕妇 IDA 率为 19%；城市人群 IDA 率为 15%，农村人群 IDA 率为 20%，6～21 岁大城市女性 IDA 率为 21%，见表 6-4。铁强化酱油改善贫血综合评估研究以此数据代表 2002 年人群铁营养状况。

表 6-4　ID 与 IDA Meta 分析结果

人群	ID 发生率 /%	IDA 率 /%
7 岁以上人群	28	13
儿童	29	9
孕妇	35	19
全文献人群	29	12
城市		15
农村		20
6～21 岁大城市女性		21

第二节　铁强化酱油消费量调查

GAIN 从 2003 年到 2014 年支持了两期铁强化酱油项目。铁强化酱油项目 I 期从 2003 年持续到 2008 年，项目期间 FFO、各地疾病预防控制中心和酱油生产企业在全国 7 个省、市、自治区范围内进行了全面宣传，使全民对铁强化酱油的认知提升，同时铁强化酱油的市场普及率得到提升，奠定了铁强化酱油的市场基础。铁强化酱油项目 II 期的工作重点是推动铁强化酱油的可持续发展。项目期间 FFO、酱油生产企业、调味品协会、经销商、零售商等部门联合探索铁强化酱油的市场可持续发展方法。

2002 年中国居民营养与健康状况调查数据表明，我国人均酱油消费量为每人每日 8.9g，其中城市每人每日 10.6g，农村每人每日 8.2g。2012 年最新调查显示我国酱油消费量约每人每日 7.6g。虽然有全国的酱油消费数据，但缺乏全国铁强化酱油食用情况数据，以及铁强化酱油市场销售情况数据。为进行铁强化酱油对我国贫血率下降贡献分析，进行了铁强化酱油食用情况与销售情况市场调查，同时对铁强化酱油较非铁强化酱油成本增加情况进行调查，为评价铁强化酱油成本 - 效益分析提供基础数据。

一、铁强化酱油消费量调查方法

采用分层系统随机抽样方法对人群铁强化酱油食用量进行调查。按照经济区域（一类地区：上海、北京、天津、广东、江苏、浙江、福建、辽宁；二类地区：黑龙江、湖北、吉林、山东、河南、湖南、四川、陕西、内蒙古、山西、云南、江西、河北、重庆；三类地区：新疆、宁夏、广西、青海、安徽、甘肃、贵州）分为三类地区，按系统抽样的方法，共抽取 5 个调查省、18 个县（市）为调查点。

在抽取的调查点选择人员比较密集的农贸市场、超市、商场等地，随机选择年龄 20 ~ 60 岁成年人为调查对象进行人群铁强化酱油食用量调查。调查采用面对面问卷的方法进行调查，包括一般人口学统计信息，是否贫血，是否缺铁，过去一年在被调查人家庭长期居住且就餐人员，以及就餐人员贫血与缺铁状况，过去一年家庭购买和食用酱油以及铁强化酱油情况。其中贫血与缺铁状况调查以被调查人曾经在医院检测获得结果为准。

二、铁强化酱油消费量调查结果

3 185 名被调查者家庭中总人口数为 9 232 人，过去一年有 420 名被调查者未购买过酱油，共 1 163 人未食用过酱油；有 411 位被调查者在过去一年购买了铁强化酱油，食用铁强化酱油的人为 1 163 人。调查者共购买非铁强化酱油 12 611L，购买铁强化酱油 969.7L，铁强化酱油消费量占酱油总消费量的 7.1%。铁强化酱油消费情况见表 6-5。

表 6-5　铁强化酱油消费情况

	食用时间不足 2 个月	食用时间超过 2 个月且不足一年	过去一年 一直食用
食用率 /%	53.7	39.1	7.4
食用量 /L	541.3	342.8	85.5

三、结论

对铁强化酱油食用情况的市场调查结果显示，过去一年一直食用铁强化酱油人群为 7.4%，食用时间在 2 个月以上且不足一年人群为 39.1%。

第三节　铁强化酱油对我国贫血与缺铁性贫血预防控制作用的评估

2002 年中国居民营养与健康状况调查显示我国贫血率为 20.1%，2010—2013 年中国居民营养与健康状况监测显示我国 6 岁以上居民贫血率为 9.7%，我国大城市贫血居民 IDA 率为 29.4%，贫困农村贫血居民 IDA 率为 32.6%。通过改变膳食结构，补充铁剂或食用铁强化食品，纠正不良生活习惯，以及通过健康教育提高 IDA 高危人群的知识水平都可以有效降低 IDA 患病率。总体来看，近 10 年间我国贫血率以及 IDA 率有显著下降是多方面的原因，其中铁强化酱油大力推广在改善人群 ID 与 IDA 患病率有一定改善作用。

评估通过 2002 年人口数与 2002 年中国居民营养与健康状况调查中贫血率、Meta 分析统计的 IDA 率，以及 2010—2013 年中国居民营养与健康状况监测中贫血率与 IDA 率计算我国贫血与 IDA 患病率降低情况。根据铁强化酱油营养改善项目试点地区贫血与 IDA 改善效果、铁强化酱油食用情况，统计铁强化酱油对我国贫血改善人数，进一步评估铁强化酱油对我国贫血与 IDA 改善作用。

一、计算方法

1. 贫血率与 IDA 率

2002 年贫血率：采用中国居民营养与健康状况调查数据中居民贫血率 20.1%。

2010—2013 年贫血率：采用 2010—2013 年中国居民营养与健康状况监测结果。由于 2010—2013 年中国居民与健康状况监测贫血状况包括 6 岁以下儿童贫血状况、6 岁以上居民贫血状况、孕妇及乳母贫血状况。将四部分人群合并，获得居民贫血状况见表 6-6。

表 6-6　2010—2013 年居民贫血率

人群	样本量 / 人	贫血率 /%
6 岁以下儿童	32 790	11.6
6 岁以上居民	147 458	9.7
孕妇	3 501	17.2
乳母	10 649	9.3

2002 年 IDA 率：采用前文 Meta 分析结果。为保持 2002 年 IDA 率分析中人群与 2010—2013 年人群一致，因此仅对 6～21 岁大城市女性 IDA 人群计算铁强化酱油改善情况分析，2002 年 IDA 率取前文结果为 21%。

2010—2013 年 IDA 率：由于 2010—2013 年中国居民营养与健康状况监测中铁营养状况仅调查了大城市与贫困农村两部分地区，为与 2002 年 IDA 率人群分析中一致，取 6～21

岁大城市女性 IDA 率。调查结果显示 6~21 岁大城市女性贫血率为 7.8%，人群中 IDA 发病率占贫血人群中的 31.1%，计算得 6~21 岁大城市女性人群 IDA 率为 2.4%。

2. 铁强化酱油消费量 2004—2012 年，FFO 每半年向 GAIN 提交铁强化酱油销售报表。铁强化酱油销量是由 FFO 按照市场销售统计方法向铁强化酱油定点生产企业、调味品协会、以及食用铁强化酱油项目进行数据收集统计。此次研究中铁强化酱油销量数据均来自 FFO 向 GAIN 提供的铁强化酱油销售报表。

汇总 2004—2012 年 FFO 向 GAIN 提交的铁强化酱油销售报表，得出铁强化酱油累计产量为 60 万吨，具体统计的铁强化酱油各年度销售量如图 6-30 所示。

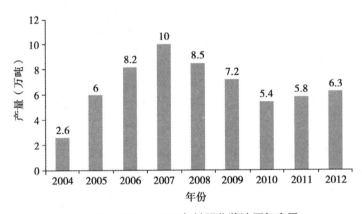

图 6-30　2004—2012 年铁强化酱油历年产量

3. IDA 干预效果评估 对食用铁强化酱油与未食用铁强化酱油人群的贫血改善效果进行分析。通过 Meta 分析将我国不同地区、不同年龄段食用铁强化酱油与非铁强化酱油人群进行汇总，量化铁强化酱油的效果，确定铁强化酱油干预时长及不同年龄组的贫血率差别。通过文献检索并整理发现自 2014 年 7 月至 2016 年 12 月并无新增加的关于铁强化酱油干预贫血效果观察的文献。因此结果采用文献中 2015 年 Meta 分析结果。

4. 统计铁强化酱油项目改善贫血与 IDA 人数 根据食用铁强化酱油与未食用铁强化酱油人群 IDA 改善效果，估计铁强化酱油项目中铁强化酱油受益人群，计算铁强化酱油改善贫血与 IDA 人数。

5. 计算铁强化酱油对我国 IDA 的改善情况 根据 2002 年以及 2012 年全国人口数，计算 2002 年与 2012 年贫血与 IDA 人口数及贫血与 IDA 人口下降数。

根据计算得到的铁强化酱油项目改善贫血与 IDA 人数，及 2002 年与 2012 年贫血与 IDA 人口数及贫血与 IDA 人口下降数，计算因食用铁强化酱油而降低的贫血与 IDA 率。

二、结果

1. IDA 改善效果　文献报道结果如下：监测年龄从 3 岁至 55 岁，监测地点包含城市、农村，监测时间从 2 个月到 18 个月不等。纳入研究的未食用铁强化酱油的样本量为 8 408 人，食用铁强化酱油的人群为 8 406 人。因此文中采用随机效应模型结果，即食用铁强化酱油干预组与未食用铁强化酱油对照组比较，贫血发生率差异显著，食用铁强化酱油人群贫血率约为不食用铁强化酱油人群贫血率的 27%，如图 6-31。

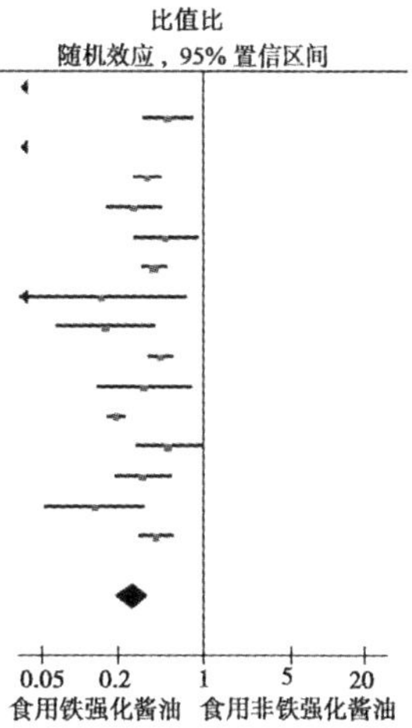

图 6-31　人群食用铁强化酱油对贫血率影响的分析

文献中没有将铁强化酱油消费人群按照年龄分组进行分析，将文献中纳入 Meta 分析的文章进行进一步分析纳入文献。将食用铁强化酱油人群按照年龄进行分组，Meta 分析结果显示不同年龄（3 ~ 55 岁以上）食用铁强化酱油人群均有效降低贫血率如图 6-32。将食用铁强化酱油人群按照食用时间进行分组，Meta 分析结果显示食用时间从 2 个月到 18 个月，食用人群的贫血均有改善如图 6-33。

文献中关于铁强化酱油影响血红蛋白水平结果显示：样本量为 8 071 人，其中 4 037 人食用铁强化酱油，4 034 人未食用铁强化酱油。监测年龄从 3 ~ 55 岁，监测地点包含城市、农村，监测时间从 2 个月到 18 个月不等。采用随机效应模型的分析结果，结果显示食用铁强化酱油干预组与未食用铁强化酱油对照组比较，Hb 平均差异为 8.81g/L，95%CI 值为（5.96，11.67）如图 6-34。

2. 计算铁强化酱油对我国 IDA 及贫血的改善情况。

（1）2002—2012 年我国贫血人群下降数：我国贫血率 2002 年为 20.1%，根据 2002 年全国人口总数为 128 453 万人，可知 2002 年贫血人口为 25 819.1 万人。根据表 6-6 中 2012 年各人群贫血率及全国人口数可知 2012 年贫血人数为 13 308.6 万人，10 年间贫血人口下降了 12 510.5 万人。

| 研究亚组 | 食用铁强化酱油 | | 食用非铁强化酱油 | | 权重 | 比值比 | 比值比 |
	研究案例	总数	研究案例	总数		随机效应，95% 置信区间	随机效应，95% 置信区间
2.1.1年龄≥3岁							
Chen JS et al.2005	171	993	321	943	8.5%	0.40 [0.33，0.50]	
Subtotal（95%CI）		993		943	8.5%	0.40 [0.33，0.50]	
事件总数	171		321				
异质性：Not applicable							
总体效应的检验：Z=8.37（P<0.000 01）							
2.1.2年龄在3~6岁之间							
Wang SS et al.2004	27	189	32	128	6.8%	0.50 [0.28，0.89]	
Zhao XF et al.2004	43	184	62	118	7.2%	0.28 [0.17，0.45]	
Subtotal（95%CI）		373		246	14.0%	0.36 [0.20，0.65]	
事件总数	70		94				
异质性：Tau^2=0.10；Chi^2=2.38，df=1（P=0.12）；I^2=58%							
总体效应的检验：Z= 3.39（P = 0.000 7）							
2.1.3年龄在3~18岁之间							
Huang YK et al.2006	166	1 263	315	1 263	8.6%	0.46 [0.37，0.56]	
Subtotal（95%CI）		1 263		1 263	8.6%	0.46 [0.37，0.56]	
事件总数	166		315				
异质性：Not applicable							
总体效应的检验：Z=7.44（P<0.000 01）							
2.1.4年龄在6~19岁之间							
Fang ZF et al.2008	22	376	48	299	7.0%	0.32 [0.19，0.55]	
He SL et al.2008	8	68	27	95	5.2%	0.34 [0.14，0.80]	
Huo JS et al.2001	1	77	73	81	1.7%	0.00 [0.00，0.01]	
Li LJ et al.2008	265	2 600	972	2 648	8.7%	0.20 [0.17，0.23]	
Qi FS et al.2011	72	828	159	856	8.2%	0.42 [0.31，0.56]	
Sun J et al.2003	2	82	73	81	2.6%	0.00 [0.00，0.01]	
Wang SS et al,2004	133	879	274	827	8.5%	0.36 [0.28，0.45]	
Xu QH et al.2010	5	193	74	440	4.9%	0.13 [0.05，0.33]	
Subtotal（95%CI）		5 103		5 327	47.0%	0.16 [0.09，0.27]	
事件总数	508		1 700				
异质性：Tau^2=0.43；Chi^2=90.44，df= 7（P<0.000 01）；I^2= 92%							
总体效应的检验：Z=6.72（P<0.000 01）							
2.1.5年龄在21~38岁之间							
Li ZJ et al.2006	6	125	33	138	5.0%	0.16 [0.06，0.40]	
Li ZJ et al.2008	19	317	33	300	6.7%	0.52 [0.29，0.93]	
Wang MI et al.2006	2	48	10	44	2.6%	0.15 [0.03，0.72]	
Subtotal（95%CI）		490		482	14.4%	0.26 [0.10，0.67]	
事件总数	27		76				
异质性：Tau^2=0.42；Chi^2=5.69，df=2（P=0.06），I^2=65%							
总体效应的检验：Z=2.82（P = 0.005）							
2.1.6年龄≥55岁							
Wang SS et al.2002	58	184	69	147	7.5%	0.52 [0.33，0.82]	
Subtotal（95%CI）		184		147	7.5%	0.52 [0.33，0.82]	
事件总数	58		69				
异质性：Not applicable							
总体效应的检验：Z=2.85（P=0.004）							
总数（95%CI）		8 406		8 408	100.0%	0.27 [0.20，0.36]	
事件总数	1 000		2 575				
异质性：Tau^2=0.27；Chi^2=139.52，df=15（P< 0.000 01）；I^2=89%							
总体效应的检验：Z=8.47（P<0.000 01）							
亚组差异性检验：Chi^2=15.03，df=5（P= 0.01），I^2=66.7%							

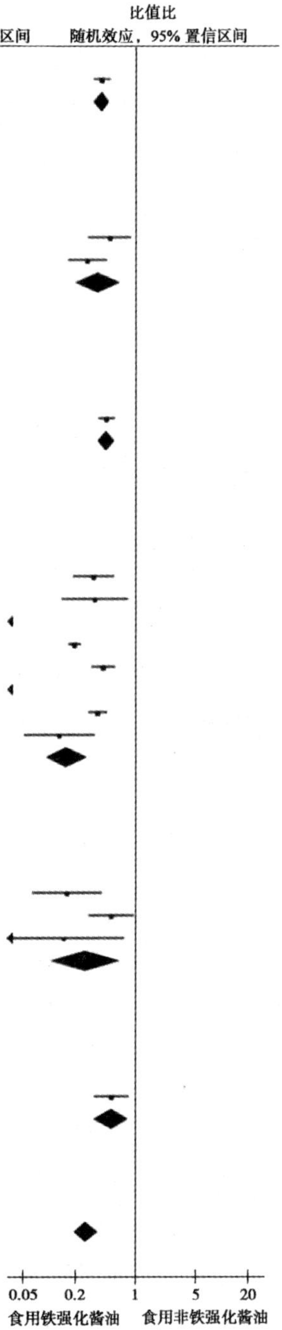

0.05   0.2   1   5   20

食用铁强化酱油   食用非铁强化酱油

图 6-32 铁强化酱油对不同年龄人群贫血发生率的影响

研究亚组	食用铁强化酱油 研究案例	总数	食用非铁强化酱油 研究案例	总数	权重	比值比 随机效应，95% 置信区间	年	比值比 随机效应，95% 置信区间
2.1.1研究时间：2个月								
He SL et al. 2008	8	68	27	95	5.2%	0.34 [0.14, 0.80]	2008	
Li LJ et al. 2008	265	2 600	972	2 648	8.7%	0.20 [0.17, 0.23]	2008	
Subtotal（95%CI）		2 668		2 743	14.0%	0.22 [0.14, 0.32]		
事件总数	273		999					
异质性：Tau^2=0.05；Chi^2=1.46，df=1（P=0.23）；I^2=32%								
总体效应的检验：Z=7.43（P<0.000 01）								
2.1.2研究时间：3个月								
Huo JS et al. 2001	1	77	73	81	1.7%	0.00 [0.00, 0.01]	2001	
Sun J et al. 2003	2	82	73	81	2.6%	0.00 [0.00, 0.01]	2003	
Subtotal（95%CI）		159		162	4.4%	0.00 [0.00, 0.01]		
事件总数	3		146					
异质性：Tau^2=0.00；Chi^2= 0.23，df=1（P=0.63）；I^2=0%								
总体效应的检验：Z=9.51（P<0.000 01）								
2.1.3研究时间：4个月								
Fang ZF et al. 2008	22	376	48	299	7.0%	0.32 [0.19, 0.55]	2008	
Subtotal（95%CI）		376		299	7.0%	0.32 [0.19, 0.55]		
事件总数	22		48					
异质性：Not applicable								
总体效应的检验：Z=4.16（P<0.000 1）								
2.1.4研究时间：6个月								
Wang SS et al. 2002	58	184	69	147	7.5%	0.52 [0.33, 0.82]	2002	
Wang SS et al. 2004	27	189	32	128	6.8%	0.50 [0.28, 0.89]	2004	
Huang YK et al. 2006	166	1 263	315	1 263	8.6%	0.46 [0.37, 0.56]	2006	
Qi FS et al. 2011	72	828	159	856	8.2%	0.42 [0.31, 0.56]	2011	
Subtotal（95%CI）		2 464		2 394	31.1%	0.45 [0.39, 0.53]		
事件总数	323		575					
异质性：Tau^2=0.00；Chi^2=0.77，df=3（P=0.86）；I^2=0%								
总体效应的检验：Z=10.08（P<0.000 01）								
2.1.5研究时间：7~12个月								
Wang SS et al.2004	133	879	274	827	8.5%	0.36 [0.28, 0.45]	2004	
Li ZJ et al.2006	6	125	33	138	5.0%	0.16 [0.06, 0.40]	2006	
Wang MI et al. 2006	2	48	10	44	2.6%	0.15 [0.03, 0.72]	2006	
Li ZJ et al.2008	19	317	33	300	6.7%	0.52 [0.29, 0.93]	2008	
Xu QH et al. 2010	5	193	74	440	4.9%	0.13 [0.05, 0.33]	2010	
Subtotal（95%CI）		1 562		1 749	27.8%	0.27 [0.17, 0.45]		
事件总数	165		424					
异质性：Tau^2= 0.17；Chi^2=10.11，df=4（P=0.04）；I^2= 60%								
总体效应的检验：Z=5.17（P<0.000 01）								
2.1.6研究时间：18个月								
Zhao XF et al.2004	43	184	62	118	7.2%	0.28 [0.17, 0.45]	2004	
Chen JS et al. 2005	171	993	321	943	8.5%	0.40 [0.33, 0.50]	2005	
Subtotal（95%CI）		1 177		1 061	15.8%	0.36 [0.25, 0.51]		
事件总数	214		383					
异质性：Tau^2= 0.03；Chi^2=1.90，df=1（P= 0.17）；I^2=48%								
总体效应的检验：Z=5.80（P<0.000 01）								
Total（95%CI）		8 406		8 408	100.0%	0.27 [0.20, 0.36]		
事件总数	1 000		2 575					
异质性：Tau^2= 0.27；Chi^2=139.52，df=15（P<0.000 01）；I^2=89%								
总体效应的检验：Z=8.47（P<0.000 01）								
亚组差异性检验：Chi^2=79.04，df=5（P<0.000 01）；I^2=93.7%								

0.05　0.2　1　5　20
食用铁强化酱油　　食用非铁强化酱油

图 6-33　食用铁强化酱油时间对贫血发生率的影响

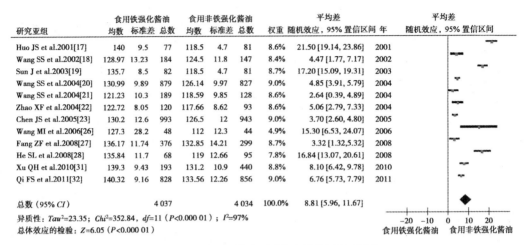

图 6-34 铁强化酱油对血红蛋白影响的分析

（2）2002—2012 年我国 IDA 人群下降数：前文通过 Meta 分析统计以及中国居民营养与健康状况（2010—2013 年）监测显示，我国 2002 年 6～21 岁大城市女性 IDA 率为 21%，2012 年 6～21 岁大城市女性 IDA 率为 2.4%。2002 年全国人口总数为 128 453 万人，大城市 6～21 岁女性为 2 440.6 万人。2012 年全国人口总数为 135 404 万人，大城市 6～21 岁女性为 2 572.7 万人。根据 IDA 率可知 2002 年我国 6～21 岁大城市女性 IDA 人口达 512.5 万人，2012 年我国 6～21 岁大城市女性 IDA 人口达 61.7 万人。计算得 2002—2012 年我国 6～21 岁大城市女性 IDA 下降数为 450.8 万人。

3. 统计铁强化酱油项目改善贫血与 IDA 人数 根据铁强化酱油消费调查结果，可知稳定消费人群、间断消费人群与偶尔消费人群间比例为 15.6%∶24.4%∶60%，三部分人群铁强化酱油年消费量比例为 52.2%∶30.9%∶16.9%。根据历年铁强化酱油销售量，及全国营养调查中酱油消费量 7.6g/d，计算各年铁强化酱油消费人口数。见表 6-7。

表 6-7 历年消费铁强化酱油三部分人群

年份 / 年	酱油消费量 / 万吨	稳定消费人群 */ 万人	间断消费人群 */ 万人	偶尔消费人群 */ 万人
2002	—#	—	—	—
2003				
2004	2.6	489	768	1 886
2005	6	1 128	1 773	4 353
2006	8.2	1 542	2 424	5 949

续表

年份 / 年	酱油消费量 / 万吨	稳定消费人群 */ 万人	间断消费人群 */ 万人	偶尔消费人群 */ 万人
2007	10	1 881	2 956	7 255
2008	8.5	1 599	2 512	6 166
2009	7.2	1 354	2 128	5 223
2010	5.4	1 016	1 596	3 917
2011	5.8	1 091	1 714	4 208
2012	6.3	1 185	1 862	4 570
合计	60	11 285	17 733	43 528

稳定消费人群 *：指过去一年一直有铁强化酱油消费；间断消费人群 *：指过去一年消费铁强化酱油时间在 2 月以上；偶尔消费人群 *：指过去一年消费铁强化酱油时间不足 2 月，不能通过食用铁强化酱油改善贫血。

#：无此数据。

考虑到铁强化酱油稳定消费人群中会有部分长期食用铁强化酱油，按照 Meta 分析中铁强化酱油食用时间为 18 个月，以此作为稳定消费人群与间断消费人群的消费周期，计算得出铁强化酱油受益人群合计 19 345.3 万人。按照 Meta 分析中食用铁强化酱油人群贫血率约为不食用铁强化酱油人群贫血率的 27%，计算得出因食用铁强化酱油避免贫血的人群为 2 838.5 万人。

4. 铁强化酱油对我国贫血与 IDA 发生率的影响分析

（1）铁强化酱油对我国贫血发生率的影响分析：通过铁强化酱油改善人口数为 2 838.5 万人。2002—2012 年贫血人群下降数为 12 510.5 万人，可知自 2002 年到 2012 年铁强化酱油对我国贫血人群下降的贡献率为 22.7%。

（2）铁强化酱油对我国 IDA 发生率的影响分析：2002—2012 年我国 6～21 岁大城市女性 IDA 下降数为 450.8 万人。

通过铁强化酱油改善人口数 2 838.5 万人，以及 6～21 女性人口比例得，铁强化酱油改善 6～21 岁女性 IDA 人群为 53.9 万人。由此得铁强化酱油对我国 6～21 岁女性 IDA 下降贡献率为 12.0%。

三、结论

根据收集数据，统计计算得 2002—2012 年间，因食用铁强化酱油改善贫血人群达 2 838.5 万人，铁强化酱油对我国 6～21 岁大城市女性中 IDA 人群下降的贡献率为 12.0%，对我国贫血人群下降的贡献率为 22.7%。

第四节　铁强化酱油改善贫血的经济效益分析

居民微量营养素缺乏状况不会随着国民经济的发展和居民生活水平的提高而自然消失。通过食物强化增加微量元素的摄入，是改善微量营养素摄入不足的简便、可行的营养干预方式。食物强化是将一种或几种营养素在加工过程中添加到食品中，直接增加了食品中营养素含量。食物强化的优点在于覆盖面广：可适用于大人群；时效可控：食用时间可自行控制；成本低廉：食物强化成本较其他营养改善成本低；不需要改变饮食习惯：食物强化。

在对世界发展相关重大问题解决中提出的投资排序，以及为决策者和慈善家投资指出优先方向的哥本哈根共识，在 2008 年明确指出营养素强化解决营养不良（维生素 A 和锌）排在第一位，排在第 2 位的是多哈发展议程，排在第 3 位是微量营养素强化（铁和碘盐）。随着各类营养改善相关项目的投资增多，人们开始重视项目投入与回报的经济价值以及社会效益。从经济学的角度评价食物强化营养改善项目的成本效益，不仅可以评价项目的长期价值、还能为政府合理分配有限资源提供数据支持。

常用的经济学评价方法有四种：最小成本分析、成本 - 效果分析（CEA）、成本 - 效用分析（CUA）、成本 - 效益分析等。国际上从经济学的方法对食物强化营养改善项目进行评估运用可以追溯到 20 世纪 80 年代，随后被广泛应用。LEVIN 在 1985 年对印尼、肯尼亚和墨西哥食物强化项目进行了成本 - 效益分析。2004 年成本 - 效益分析用于项目申请。中国、印尼、巴基斯坦、泰国、越南 5 个国家向亚洲发展银行营养和发展部申请资金，以实现国家食物强化项目投资计划。此次申请报告中，成本包括食物强化项目中强化剂、设备、内部和外部质量控制、人员培训和管理、营养监测和生物学评估、社会营销和宣传教育等相关费用。效益取决于高危人群的改善情况，一般收益包括：儿童认知提高、成人劳动生产力提高，后者分为蓝领生产收益、体力劳动生产收益。我国对食物强化项目的经济学评价还不是很多。有必要完善我国食物强化的经济学评价数据，为政府合理分配资源提供数据支持。

一、成本 - 效益分析介绍

1. 成本效益历史研究　成本 - 效益分析法的应用可以追溯到 1902 年，最初是美国陆军工程兵团采用成本 - 效益分析法计算项目的投入和产出。通过成本 - 效益分析方法兵团排除了半数以上的不符合经济学的项目。自此，成本 - 效益分析在美国陆军工程兵团以及其他单位项目中得到接受并应用。我国对一项采用不同营养改善方式（服用营养素补充、食用强化食品、膳食多样化、生物强化方式）对特殊人群铁、锌缺乏进行营养改善的方法进行成本 - 效益分析。结果显示，通过经济学评价发现，纠正 ID 和锌缺乏最具成本效益的方式是食物强化方法。通过食物强化改善贫血不仅提高人体铁营养状况，降低贫血率，还能够挽回经济的损失。成本-效益分析方法是目前在食物强化项目中常用的经济效益分析方法。

2. 食物强化项目的经济效益分析 在食物强化项目的经济效益分析中 CHOICE 模型与 PROFILES 模型应用较广。CHOICE 模型是统计项目节省 DALY 成本的评估方法。DALY 指伤残调整生命年，将死亡率与发病结果合并成为一个简单的指标，进行评价。不同营养素缺乏节省 DALY 成本不同，同时不同发病程度节省 DALY 成本也不同。PROFILES 模型是将患病率转化为挽回的劳动能力的损失，与不同人群，不同经济水平相关。铁强化酱油干预项目中仅能获得贫血率数据，很难获得贫血发病程度数据，因此本研究采用 PROFILES 模型对项目进行评估。

（1）国外食物强化的成本效益分析：国外食物强化成本效益分析比国内早。1985 年报道关于印尼、肯尼亚和墨西哥的铁强化食物项目的成本效益文章中，项目成本为 0.20 美元，其中强化产品中添加的铁剂成本为 0.10 美元每人每年，强化产品其他方面，如生产、销售等成本每人每年约 0.10 ~ 0.20 美元。在项目收益计算中，通过对身体状况改善、休闲质量提高、认知能力提高等各项收益的计算以及相应调整统计，得到项目社会收益约为工资的 50%；通过食用强化食品而改善贫血状况的人口约占总就业人口的 55%。

文中假设了该项目中铁强化食品对 Hb 增加量分别为 5%、10%、20% 的高中低 3 个水平的收益结果，但最终认为若按中等收益（Hb 增加 10%）进行估计更为接近普通水平，此时 Hb 值每提升 1%，社会收益增长率也按中等水平 1.5% 计算，铁强化所获得的总收益为社会收益增加量的 1.5 倍。在推算各国 10 年内的成本-效益比后可以看出：墨西哥 10 年内的收益最高为 1 ：70，印尼收益最低为 1 ：7。在 1993 年 LEVIN 再次对食物强化项目成本-效益进行分析，如果按照项目成本为 0.20 美元，项目的改善率为 75% 计算，得出项目收益是成本的 84 倍。

在一项对 10 个发展中国家进行的食物强化项目中同样进行了关于项目对 IDA 改善的成本-效益分析。10 个国家分别为坦桑尼亚、埃及、孟加拉国、巴基斯坦、印度、马里、阿曼、玻利维亚、洪都拉斯、尼加拉瓜。项目中成本为铁剂的采购和生产，成本数值参考委内瑞拉强化项目中的铁强化成本，采用每人每年 0.12 美元；项目收益计算时按照每减少一例贫血可挽回的劳动能力做为项目收益。按照挽回成人与儿童不同人群的劳动能力统计。其中成人劳动能力分为重度体力劳动、中度体力劳动和轻度体力劳动。每挽回一例重度体力劳动贫血患者，可提高收益为 17%，每挽回一例中度体力劳动或轻度体力劳动贫血患者，可提高收益为 5%。每改善一例儿童贫血不仅挽回成年后劳动能力，同时还避免了因为 ID 导致的认知损伤。儿童成年后的劳动损失按照成年后 2.5% 的劳动损失计算。项目涉及 10 个国家，因此项目收益为 10 个国家收益的中位数，得出每年由缺铁引起损失为人均 2.32 美元；如果加上认知能力，总的损失将提高到人均 16.78 美元。得出 10 年内项目因 ID 改善的收益为成本的 6 倍。若考虑对未来的生长和认知损失所导致的经济影响，则

其成本 - 效益比为 36。目前，面粉强化项目中普遍使用的就是该值。

在 2004 年另一项铁强化的食物强化项目成本 - 效益估计中，项目成本采用 0.25 美元，收益采用因贫血改善而挽回成人以及儿童未来的劳动能力；因贫血改善降低的新生儿低体重发生率、死亡率；同时收益部分还包括新生儿低体重发生率、死亡率降低而减少的相关医疗费用统计，结果估计项目收益为 44 ~ 50 美元，因此项目的成本效益比为 1：176 ~ 200。

（2）国内食物强化的成本效益分析：有文献对 2010 年以及 1990—2010 年 20 年间我国营养缺乏性疾病负担进行总结，其中因 IDA 死亡占总营养缺乏性疾病死亡的 21%。复旦大学公共卫生学院对我国因为 IDA 造成的经济损失进行统计，汇总 2006—2011 年间 163 篇中文学术论文进行了综合分析，同时按照我国贫血率为 20.1% 计算，认为我国因 IDA 而导致的"伤残调整生命年损失"位居全球第二。

我国对食物强化项目的经济学评价不是很多。傅罡等采用 PROFILES 模型对 2002 年人群贫血状况及儿童生长迟缓的数据进行分析，对其劳动能力影响进行统计。结果显示如果保持 2002 年患病率水平，因儿童生长迟缓及人群缺铁性贫血造成的劳动生产力损失达 2 817 亿元。若在今后 10 年中，儿童生长迟缓率下降 30%，将减少 223.6 亿元人民币的损失。如果人群贫血率降低 30%，会减少 780 亿元人民币的损失。另一项研究表明以 2002 年贫血率计算，如果干预使儿童时期 IDA 降低 30%，10 年内会挽救价值达 3 480 亿元的劳动生产力。

王波基于运用 PROFILES 模型，分别计算铁强化酱油项目在东坛山村、河北省以及全国开展中项目的成本 - 效益分析，同时预测计算铁强化酱油项目开展 10 年后成本 - 效益分析。结果表明在贴现率为 5% 时，东坛山村铁强化酱油项目总效益 - 成本比为 2.69，净收益为 158 512 元，东坛山村铁强化酱油项目收益相当于项目实施年全村经济总收入的 4.08%。利用铁强化酱油项目在东坛山村的投入与贫血率下降比，计算项目在河北省开展 10 年后的预期经济效益，结果表明铁强化酱油在河北省推广 10 年后项目效益 - 成本比为 6.32，项目的净收益为 268 亿元，约为河北省 GDP 的 2% 左右。利用铁强化酱油项目在东坛山村的投入与贫血率下降比，计算项目在全国开展 10 年后的预期经济效益，结果表明铁强化酱油项目在全国推广 10 年后项目的效益 - 成本比为 6.62，项目的净收益为 5 486 亿元，约为全国 GDP 的 2% 左右。如果只计入铁强化酱油中铁强化剂以及铁强化剂的质量检验成本，项目持续 10 年，效益 - 成本比为 289。

迟玉聚等为山东省莘县燕店乡 6 个村的居民分别采取了营养教育和面粉中加铁的方式进行 IDA 干预。并对干预方式进行成本 - 效益分析，结果显示运用铁强化面粉对 IDA 进行干预具有良好的经济效益。

二、成本 - 效益分析方法

采用 PROFILES 模型对铁强化酱油食物强化项目进行经济效益分析，成本挽回以 IDA

的损失进行统计。

1. 数据获取

（1）人口学资料：根据国家统计局数据获得全国总人口、出生率、就业率以及不同年龄段人口数等资料。

（2）贫血干预人数统计：铁强化酱油只能改善 IDA，因此铁强化酱油改善贫血只为 IDA 改善人群。根据本章第三节贫血改善人口总数，以及国家统计局颁布的国家不同年龄，性别人群比例进行各人群人口改善数。

（3）酱油消费量统计：根据每年铁强化酱油销售统计结果计算。

（4）项目的成本分析：成本分为直接投入与间接投入，直接投入为铁强化酱油项目中我国政府与 GAIN 的投入以及铁强化酱油中铁剂添加的成本。间接投入指各参与单位、企业等投入的人力物力等成本。

2. 项目收益计算　本书中收益指通过铁强化酱油改善各人群贫血所挽回的劳动力损失、认知损失和避免死亡的损失，并转化为可创造的货币价值。

（1）挽回成人因 IDA 的损失：挽回成人因 IDA 受到的损失时通过计算由于食用铁强化酱油减少的贫血人数而挽回的劳动损失。成人的劳动损失年人均收入采用 10 年间人均 GDP。

挽回成人劳动者因劳动能力受损的损失 = 铁强化酱油改善成人人群 × 年人均收入 × 就业率 × 收益损失率（10%）。

（2）铁强化酱油挽回儿童因 IDA 导致认知受损所造成的总损失：挽回因 IDA 导致新生儿、婴幼儿和儿童认知水平下降，所带来的未来劳动生产损失。

挽回儿童因 IDA 导致认知受损的总损失 = 0～14 岁儿童贫血改善数 × 就业率 × 收益损失率（5%）× 人均收入。

（3）挽回孕妇因 IDA 的收益：挽回因 IDA 造成孕妇死亡导致孕妇未来劳动损失的收益。

孕产妇未来的劳动生产力总损失 = 孕妇改善人数 × 孕产妇死亡率 × 因贫血导致孕产妇死亡率 × 就业率 × 孕产妇未来劳动总损失。

孕产妇未来劳动总损失 = 人均 GDP × 工作年限 × 收益损失率（5%）

我国妇女平均生育年龄为 25.5 岁。因此，通过铁强化酱油项目的实施，降低孕产妇死亡，从而挽回这些妇女在 25.5～59 岁之间的劳动收益，工作年限按照 33.5 年计算。

贫血导致孕产妇死亡率参照文献取 17.46%。

（4）降低围产儿死亡的收益：IDA 会导致围产儿死亡率，间接带来劳动能力损失。计算食用铁强化酱油降低围产儿死亡的收益，即挽回因孕妇 IDA 造成的围产儿死亡导致围产儿未来劳动损失，所带来的收益。

降低围产儿死亡率带来的劳动生产力收益 = 孕妇改善人数 × 新生儿死亡率 × 因贫血

所造成围产儿死亡率 × 就业率 × 收益损失率（2.5%） × 工作年限 × 人均收入

因贫血导致围产儿死亡率参照文献取 13.93%。

（5）项目总收益：按 10 年各项收益合计，项目总收益为：挽回成人劳动收益 + 挽回儿童未来劳动收益 + 避免围产儿死亡挽回的劳动收益 + 避免孕妇死亡所挽回的劳动收益。

三、成本 - 效益分析结果

1. 人口学特点 通过中国统计局网站查询 2004—2012 年各年度总人口数，以及 0 ~ 14 岁儿童数，以及每年孕妇数见表 6-8。人口特征信息见表 6-9。

表 6-8 2004—2012 年各年度人口数、0 ~ 14 岁儿童数和孕妇数

单位：万人

年份 / 年	总人口	0 ~ 14 岁儿童	孕妇	15 ~ 64 岁人群
2004	129 988	27 947	13 450	92 184
2005	130 756	26 504	16 042	94 197
2006	131 448	25 961	11 509	95 068
2007	132 129	25 660	12 169	95 833
2008	132 802	25 166	12 405	96 680
2009	133 450	24 659	11 468	97 484
2010	134 091	22 259	—	99 938
2011	134 735	22 164	9 684	100 283
2012	135 404	22 287	11 379	100 403
合计	1 194 803	222 607	98 106	872 070
10 年均值	132 755.9	24 734.1	12 263.3	96 896.7

根据各年总人口数，及 0 ~ 14 岁儿童数、孕妇、15 ~ 64 岁人口数通过各部分总和估算三者比例为 1：0.19：0.23：0.73。

2. 2002—2012 年铁强化酱油销售 2004—2012 年间，经过统计各年度铁强化酱油销售量得九年间铁强化酱油累计产量为 60 万吨，并以此作为九年间铁强化酱油的总消费量。

3. 铁强化酱油受益人群 依据前文得出因食用铁强化酱油避免贫血的人数为 2 838.5 万人。

根据估算的总人口数，及 0 ~ 14 岁儿童数和孕妇数比例 1：0.19：0.23，计算铁强化酱油改善 0 ~ 14 岁儿童数和孕妇数为 536.2 万人和 262.5 万人。

4. 挽回成人因贫血的损失　铁强化酱油改善成人人群为铁强化酱油改善人群中 15～64 岁人群中除孕妇部分 = 2 838.5×（0.73－0.23）= 1 419.3 万人

挽回成人劳动者因劳动能力受损的损失 = 铁强化酱油改善成人人群 × 年人均收入 × 收益损失率（10%）= 1 419.3×78%×24 636.3×10% = 2 727 338 万元。

5. 挽回儿童因贫血带来的损失　就业率采用 2004—2012 年均值 78.00%。

挽回儿童因认知受损的总损失 = 0～14 岁儿童贫血改善人数 × 就业率 × 收益损失率（5%）× 未来劳动损失 = 536.2×78.0%×5%×24 636.351 518 3 万元。

6. 挽回孕妇因贫血带来的损失　孕产妇死亡率通过中国统计局公布的数字，取 2004—2012 年平均数值。

挽回因贫血造成孕妇死亡导致孕妇未来劳动损失的收益：孕产妇未来的劳动生产力总损失 = 孕妇改善数 × 孕产妇死亡率 × 因贫血所造成孕产妇死亡率 × 就业率 × 人均 GDP × 工作年限 × 收益损失率（5%）= 262.5×35.6%÷1 000×78.00%×17.46%×24 636.3×33.5×5% = 525 万元

表 6-9　人口特征信息

年份 / 年	GDP/ 元	老年人 + 未成年人 / 万人	孕产妇死亡率 /10^{-5}	就业率 /%	出生人口 / 万人	新生儿死亡率 /%
2004	12 487	37 804	48.3	80.560 62	13 450	15.4
2005	14 368	36 559	47.7	79.245 62	161 042	13.2
2006	16 738	36 380	41.1	78.867 76	11 509	12
2007	20 505	36 296	36.6	78.596 1	12 169	10.7
2008	24 121	36 122	34.2	78.158 87	12 405	10.2
2009	26 222	35 966	31.9	77.785 07	11 468	9
2010	30 876	34 153	30	76.152 21	—*	8.3
2011	36 403	34 452	26.1	76.204 34	9 684	7.8
2012	40 007	35 001	24.5	76.396 12	11 379	6.9
合计	221 727	322 733	320.4	701.966 7	243 106	93.5
均值	24 636.3	35 859.2	35.6	77.996 3	30 388.25	10.388 89

* 无此数据。

7. 降低围产儿死亡的收益　降低围产儿死亡率带来的劳动生产力收益 = 孕妇改善数 × 新生儿死亡率 × 因贫血所造成围产儿死亡率 × 就业率 × 收益损失率（2.5%）× 人均

收入 × 工作年限 = 262.5 × 10.4% × 13.93% × 78.00% × 2.5% × 24 636.3 × 44=8 038 万元

8. 项目总收益 按 2004—2012 年各项收益合计，项目总收益为：成人劳动收益 + 儿童未来劳动收益 + 避免围产儿死亡挽回的劳动收益 + 避免孕妇死亡所挽回的劳动收益 = 2 727 338 万元 + 515 183 万元 + 525 万元 + 8 038 万元 = 3 251 084 万元。

9. 项目成本 铁强化酱油项目的直接投入为 GAIN 自 2004 年到 2012 年对"应用铁强化酱油预防和控制铁缺乏与缺铁性贫血"项目的拨款、我国政府对"应用铁强化酱油预防和控制铁缺乏与缺铁性贫血"项目的拨款、"控制微量营养元素缺乏的关键技术研究及应用——铁缺乏及贫血预防和控制研究"项目第一年拨款，因为"控制微量营养元素缺乏的关键技术研究及应用——铁缺乏及贫血预防和控制研究"项目执行时间为 2012—2015年，因此直接成本为项目第一年投入。其中 GAIN"应用铁强化酱油预防和控制铁缺乏与缺铁性贫血"项目的拨款包括项目一期的 300 万美金，过渡期的 20 万美金与项目二期的 150 万美金；我国政府对"应用铁强化酱油预防和控制铁缺乏与缺铁性贫血"项目的拨款共计投入 150 万人民币；与"控制微量营养元素缺乏的关键技术研究及应用——铁缺乏及贫血预防和控制研究"项目中投入 317 万元人民币。累计直接投入资金为 3 522 万元人民币（美元对人民币汇率取 6.5）。

铁强化酱油中铁剂成本按照市场调查中铁强化酱油比同规格酱油售价增加部分。按照每 500mL 铁强化酱油售价增加 0.5 元计算，9 年累计铁强化酱油销售 60 吨，铁剂添加成本为 52 174 元。

直接成本 = 项目投入 + 铁剂成本 = 3 527 万元

间接投入指各参与单位、企业等投入的人力物力等成本，按照项目一期试点地区调查值取 10 倍的直接投入，即项目间接投入为 35 270 万元人民币。

项目的总成本 = 直接成本 + 间接成本 = 3 527 万元 + 35 270 万元 = 38 797 万元人民币

10. 铁强化酱油成本 - 效益比 成本效益就是项目投入的资金，与带来的效益的比值，本项目中投入为 38 797 万元，收益为 3 251 084 万元，据此项目成本 - 效益比约为 1：83.8。

四、结论

本书中对铁强化酱油 2002—2012 年在中国推广期间的成本效益进行评估，其中将受益部分按照人群进行了细化，使项目收益更加清晰，结果显示成本 - 效益比为 1：83.8。说明铁强化酱油的推广在我国有着良好的收益。

附录

附录 1

回首铁强化酱油

从 1997 年陈君石老师带领开展铁强化酱油工作，至今已经过去 24 个年头了。当"缺铁性贫血防控及铁强化酱油项目评估"一书即将付稿之际，回首铁强化酱油，有往事如烟之感，生需当记述之责。

1997 年的一天，卢承前主任（时任中国预防医学科学院营养与食品卫生研究所营养食品开发研究室主任）给科室布置了一项工作。他拿着一本灰黑封皮的册子，"Evaluation of Ferric Sodium EDTA"，JECFA 编写，要求结合酱油强化，查阅了解更多相关资料。这个册子是陈君石老师给的，显然，陈老师和陈春明院长已经在规划酱油铁强化了。1997 年 11 月，陈院长在北京组织了"Food Fortification in China"国际会议，讨论在我国开展食物强化工作，会议具有一定规模，许多国家的专家参加了会议。会议期间进行了半天的内部讨论，决定选择面粉和酱油做食物强化的载体，进行我国食物营养强化。石家庄珍极酿造公司的总经理张林在这个会上作了报告，他积极和支持的态度给营养工作者带来了在酱油中进行铁强化的信心。

酱油铁强化有迹可循，北京医科大学有一位戴尧天教授，在 20 世纪 80 年代开展过铁强化酱油研究，在营养学报上发表了人体干预两篇文章。但这项工作没有继续下来，戴教授用的是硫酸亚铁，强化的酱油苦涩且沉淀严重，难以应用。

从那时开始，营养所开始了铁营养和铁营养强化剂的研究工作。

一、乙二胺四乙酸铁钠

营养所收集到多种铁强化剂，大多数都不溶于水，只有硫酸亚铁、乳酸亚铁、柠檬酸铁等几种可溶性铁，加到酱油中，进行品尝和观察，结果苦涩并沉淀，不能接受。这才体会到陈老师那本册子的价值，从册子中的介绍看，NaFeEDTA 具有易溶解、铁锈味弱的特点。NaFeEDTA 是个新的铁强化剂，那时国内还没有。通过册子提供的信息，辗转联系到了两家企业，美国的医药公司 DOW 和德国化学品公司 DR POLOMAN。两家公司都寄来了样品，淡黄色的粉末，和书上写的一样。在酱油中试了一下，不苦涩、不沉淀，大家尝不出强化的和不强化的区别。陈老师在国外开会，通过邮件知道结果，鼓励大家抓紧进行观察和强化可行性研究。问询价格后，新问题来了，太贵了，用不起，一公斤最低要 230 元人民币，意味着一瓶酱油要增加 7 毛钱成本，那个时候一瓶 500mL 的酱油也就 1 元钱。

检索到的资料里，有 NaFeEDTA 实验室合成方法的简单描述，尝试进行合成，最后获得黄色的细小结晶，再用几类光谱和元素分析证明，合成的的确是 NaFeEDTA。NaFeEDTA 的晶体晶莹剔透，属稳定的螯合结构。

实验室合成后，要进行中试合成。借用医科院药物所合成实验室 2 吨的反应罐，连续试验，确定了基本中试合成工艺，开发室基本能小批量的生产 NaFeEDTA。营养所下属的北京维他营养保健品公司在陈君石老师、杨晓光副所长、卢承前主任支持下，向国家食品添加剂标委会申报 NaFeEDTA 成为食品营养强化剂，1999 年，获批列入 GB 2760—1996（1999 年增补品种）。2002 年批准 NaFeEDTA 在酱油中使用，列入 GB 2760—1996（2002 年增补品种）。四川省卫生防疫站的毒理学实验和石家庄白求恩医学高等专科学校的吸收率实验为申报提供了技术资料。2002 年，营养所的北京维他公司获得 NaFeEDTA 生产许可。再后来，国内一些企业都可以生产 NaFeEDTA 产品了。国际上 EDTA 最大生产商 AKZO NOBEL 公司也加入到生产 NaFeEDTA 行列，该公司的 Geoff Smith 先生和同事等多次来北京，商量共同合作推动 NaFeEDTA 食物强化的事宜。《食品添加剂　乙二胺四乙酸铁钠》（GB 22557—2008）由营养所牵头制定，于 2008 年颁布。这个过程中于波、黄建做了大量工作。

二、铁强化酱油吸收率观察

文献数据显示 NaFeEDTA 具有更高的吸收率，但在酱油中究竟如何，需要实验观察。1998 年，陈君石老师组织营养所开展 NaFeEDTA 强化酱油中铁的吸收率研究，采用当时较为先进的稳定性同位素示踪技术。杨晓光老师从国际原子能机构（IAEA）和中国原子能科学研究院获得了两种铁稳定性同位素 ^{58}Fe 和 ^{57}Fe，用于吸收率示踪研究。朴建华老师联系石家庄白求恩医学高等专科学校作为研究现场。学校张宇辉教务长和庄甲举科研处长的支持，也开启了军医学校与营养所的历久弥新的友谊之路。

稳定性同位素是氧化铁形态的，量很少，需精细地合成为 $Na^{57}FeEDTA$ 和 $Na^{58}FeEDTA$，友谊医院为把 $Na^{57}FeEDTA$ 制成针剂提供了输液剂和针剂制备室。军医学校选择 10 名读大一的健康女生。为了方便观察、提供膳食、收集排泄物，学校将她们统一安排到学校的招待所居住和用餐。杨晓光老师、朴建华老师、田园、许洁、于波、苗红、杨晓丽和我在军医学校与受试学员一同进行 20 多天的工作。期间，卢承前、孙静、黄建等也到石家庄参加工作。杨晓光老师亲自聚类食物，制定食谱。其他人员一部分准备食材采购、按 3 日食谱分配食材、准备双份饭称量具、盛储具、打浆具，封存贴标等，另一部分则准备全部排泄物的收集具、称量具、打浆处理、封存贴标等。经过 3 日适应餐，期间和受试学员沟通磨合，进入到很好的实验状态。3 天中每天早餐通过 $Na^{58}FeEDTA$ 和 $^{54}FeSO_4$ 酱油给入，用油红标记粪便收集起始点，用稀土元素镱和镝作为回收率标志物。朴建华老师在宾馆房间中放置一台万级精度的天平，每天早上现称量 $Na^{58}FeEDTA$ 酱油，给每位学员加到餐食中完全服用。$Na^{57}FeEDTA$ 则一次性静脉注射，作为全部吸收的铁，观察每天丢失量，用来计算铁真实吸收率。学员着军装，年轻活泼，每天正常上课，但除了给予的食物外不能吃其他食物，需要排泄时要回到招待所的专用卫生间。20多天的观察期间，学员没有外出，没有娱乐活动，大家一起也其乐融融。这么多年过去，她们应该都很好吧。田园和许洁承担最难以忍受的排泄物收集工作，那段时间，她们消瘦了许多，每天打浆粪便，测量尿液，根本吃不下饭。

陈君石老师当年组织了一个研讨会，汇报的研究结果数据显示，NaFeEDTA 酱油中铁具有比硫酸亚铁更高的吸收率。ILSI 全球的 Malaspina 先生（Alex Malaspina），亚太的 Togami 先生，UNICEF 的叶雷博士以及营养所的一些专家参加了会议，对研究给予了肯定。

三、铁强化酱油生产

珍极公司是铁强化酱油的第一个试生产基地，高盐稀态工艺的铁强化酱油，张林总经理给予了大力支持。与此同时，酿造所的白晓光所长和吴鸣副所长特别支持酱油铁强化，安排参观了金狮集团的所有酱油厂，选定虎王进行试生产。虎王的刁其久厂长和杜吉信总工是两位实干家，当时的条件还是比较简陋的，低盐固态铁强化酱油出品了。在白晓光所长安排下，营养所和酿造所人员到当时国内几家主要的酱油生产企业进行行业态度摸底和合作商讨，这其中就包括当时上海的海鸥酿造公司、佛山的海天酿造公司、广东的致美斋酿造公司和珠江桥酿造公司等，其中多数都成为铁强化酱油试点企业。先后参与项目的企业包括：佛山市海天调味食品有限公司、石家庄珍极酿造集团有限责任公司、吉林省北康酿造食品有限公司、北京虎王和田宽食品有限公司、北京和田宽食品有限公司、北京王致和食品集团有限公司金狮酿造厂、江苏仙鹤食品酿造有限公司、上海淘大食品有限公司、贵阳味莼园食品股份有限公司、中山福金香调味食品厂有限公司、天浩圆酿造（江苏）有限公司、烟台欣和味达美食品有限公司、北京燕京调味品有限责任公司、贵州黔味天加乐食品有限公司、南宁市酱料厂、济南德馨斋食品有限公司、鹤岗市华滋酿造有限责任公司、四川清香园调味品股份有限公司、无锡市调味食品有限公司、李锦记（新会）食品有限公司、河北争荣生物科技股份有限公司、丽水市鱼跃酿造食品有限公司。

四、铁强化酱油功效学研究

1998 年石家庄研究结束后，营养所组织开展铁强化酱油干预效果的功效学研究。几经讨论，确定了研究方案，就是给筛查出的贫血人群补充铁强化酱油，观察铁和贫血状况变化。孙静联系到河南省卫生防疫站张丁副站长，张丁副站长很重视，把工作安排到业绩突出的河南省南阳的宛城区卫生局和防疫站，卫生局副局长支持，防疫站马玉珍站长、王安绪副站长挂帅，通过教育部门联系了城乡接合部的 3 所中学。从初一到初三学生中筛查出贫血学生 240 余人，分干预组和对照组，分别给铁强化酱油和普通酱油。学校食堂给予高度配合，每天做两种汤菜，分别使用两种酱油。现场工作时，王安绪副站长带领区防疫站和营养所孙静、河南省防疫站李永利等人，凌晨 4 点就出发到现场，准备问卷、身体测量、抽血、Hb 检测，工作十分辛苦。

南阳的研究证实了铁强化酱油的有效性。陈君石老师组织开启了大人群铁强化酱油干预观察。贵州省卫生防疫站食品所汪思顺所长安排干预项目在毕节市农村进行，荫士安主任、赵显峰等营养所妇幼营养室人员主要承担该项工作。北京金狮集团的虎王牌铁强化酱油用于该项目研究的干预。项目进展顺利，预计 2 年的研究，在 1.5 年时已显现明显的改善效果。陈君石老师在国际期刊 Food and Nutrition Bulletin 上发表了该项目的研究论文，该期刊为论文专门撰写案语，对研究给予高度评价，并认为中国铁强化酱油推动了全球 NaFeEDTA 应用。

五、铁强化酱油 GAIN 项目

1. 合作伙伴 卫生部十分重视铁强化酱油工作，王陇德副部长、疾控局孔灵芝副局长、慢病营养处雷正龙处长、李光琳副处长、费佳给予大力支持，促成铁强化酱油作为贫血改善项目的全面实施和国际合作。中国的铁强化酱油贫血干预工作也得到了国际社会的支持。2002 年成立的全球营养改善联盟（GAIN），是一个旨在推动营养干预的非政府组织，正在全球征询国家层面的食品营养强化合作项目。GAIN 成立了由五名专家组成的专家组，由来自五大洲各洲的一名专家担任委员。中国预防医学科学院首任院长，时任 ILSI 中国办事处主任的陈春明教授为该专家组委员。国际项目申请是一项要求较高，而且工作量较大的工作。陈君石老师完成了申请书的撰写，并申报成功，获得 GAIN 300 万美金的支持。我国同期由国家发展和改革委员会宏观经济研究院下属的"公众营养发展中心"联合营养所等单位申请的面粉营养强化项目也获得成功。陈春明院长和陈君石老师希望有一个国家综合部门来组织推动营养和食物强化，因此两个项目在一段时间里，联合开展食物强化的多方面研究和推动工作。

2003 年，中国疾病预防控制中心领导批准成立专门的铁强化酱油项目办公室，这就是至今还在开展工作的"中国疾病预防控制中心食物强化办公室"，简称强化办，英文缩写 FFO。GAIN 也在我国设立办事处，耿明老师、刘冰老师和陆振鑫老师先后担任 GAIN 办公室主任，几位主任为铁强化酱油项目作出了不懈努力，推动了项目的发展。UNICEF 中国办事处营养官员常素英老师十分支持铁强化酱油项目，为项目提供国际专家资源，支持项目关键技术和活动的开展，促进项目国际交流和传播。卫祥云会长和白燕秘书长领导下的中国调味品协会（CCIA），作为行业的组织者，是铁强化酱油项目长期合作伙伴。CCIA 把铁强化酱油项目纳入年度工作计划，把铁强化酱油营养知识宣传推动结合到每年的调味品展会、经销商会和学术会议等多项工作中，促进了铁强化酱油产业发展。江苏、贵州、河北、广东、吉林、广西、北京为 GAIN 一期的重点省，其他一些省份同步开展铁强化酱油工作，形成了以疾控体系为主，卫生监督、调味品协会、教育部门、媒体和企业共同参与项目队伍，建立了紧密的合作伙伴关系。

2. 企业升级与铁强化酱油标识管理 FFO 与 CCIA 联合建立了铁强化酱油专用标识，与卫生部卫生监督中心合作推动酱油企业质量管理升级，当时食品行业还较少建立 GMP、ISO 9000 和 HACCP 质量管理体系。FFO 通过技术培训，指导企业铁强化酱油生产设备工艺改造，建立生产技术规范，建立酱油中 NaFeEDTA 检验，推动建立 GMP、ISO 9000 和 HACCP 质量体系的建立。来自卫生部卫生监督中心等单位的包大跃、穆源浦、徐娇、樊永祥、张剑波、马朝辉等专家组成的审核组，亲临现场，认真培训指导，经过严格的审核和企业整改，22 家酿造企业获得 FFO 和 CCIA 铁强化酱油标识使用许可。铁强化酱油进入到城市和乡村的各类市场。令人欣慰的是，铁强化酱油经过国家抽检和各种监督检验，从未出现过质量不合格的问题。铁强化酱油质量检验，特别是酱油中 NaFeEDTA 的检验是个技术问题，苗红建立了以本底酱油为参比的分光光度法，方法简便，但容易受到参比干扰，影响准确性。黄建建立了检验精度较高的比色法，之后黄建和魏峰又建立了 HPLC 法，从而解决检验问题。建立铁强化酱油中 NaFeEDTA 检验方法标准《铁强化酱油中乙二胺四乙酸铁钠的测定》（GB/T 21234—2007），目前修订为《食品安全国家标准　铁强化酱油中乙二胺四乙酸铁钠的测定》（GB 5009.249—2016）。

3. 社会营销　2003 到 2008 年 GAIN 项目一期期间，项目省开展了全面的社会推动工作。FFO 邀请具有丰富社会营销经验的董胜利老师，将社会营销的方法和理念应用到铁强化酱油的社会推广工作。在公共卫生发展模式方面，陈君石老师提出的"两个轮子一起转"得到了政府和公益机构的一致认可。项目和企业一同开展许多大型街区推动活动，活动中，企业免费发放铁强化酱油、播放铁强化酱油的视频广告，印有铁强化酱油标识和知识的大型背板、张贴画、知识册、T 恤衫、运动帽、扑克牌、瓶起子、购物包、钥匙链等应用到各类推动活动。

中央电视台夕阳红栏目摄影张继军老师跟随拍摄项目活动，走乡入户，为项目积累了大量照片和视频资料。中央电视台（央视）和各地方电视台，许多广播电台和报纸都报道了铁强化酱油改善贫血的消息，产生了新闻影响，使许多老百姓都知道了铁强化酱油。中央电视台健康节目邀请陈君石老师做客，介绍铁强化酱油知识。央视挤出公益广告时间给铁强化酱油，在铁强化酱油启动的 2013 年，播放了一年时间的铁强化酱油公益广告。铁强化酱油重点推广省疾控的领导和专家也结合本省情况，走出了铁强化酱油推动的独具特色的路径。

4. 两个轮子一起转　中国食品报刘艳芳编辑与 FFO 合作创立食品强化专版，发表铁强化酱油和大众食物强化方面的专业和科普文章，跟踪报道铁强化酱油活动和进展，成为铁强化酱油最重要的媒体基地，促进了铁强化酱油的广泛认知。北京青年报魏世平老师和其他媒体与 FFO 共同进行了大量的铁强化酱油报道，并参与各类推广活动。

这其中涌现出一些生动的推广案例。FFO 与家乐福基金会签约，在家乐福超市设立了铁强化酱油专门货架，由 FFO 质量把关并推荐，同时取消了铁强化酱油和其他强化食品的末位淘汰和进店费。家乐福基金会林靖老师负责合作项目，她的努力和精细的工作，使得家乐福成为铁强化酱油最为成功的销售市场。在林靖老师支持下，家乐福铁强化酱油专柜和铁强化酱油标牌在长达十几年的时间里支持着铁强化酱油的消费。

2008 年铁强化酱油作为院士建议提交国务院，2013 年两会期间，铁强化酱油被会刊彩页报告，新华社内参记者把铁强化酱油写入内参。

5. 各省铁强化酱油推动 贵州省疾控中心汪思顺所长为解决一些交通不便的山区居民铁强化酱油的供应问题，探索了在当地小酱油厂进行铁强化酱油的生产和质量保障。在他努力下，一家龙里地区的小企业成功生产出合格的铁强化酱油，并在当地供应，解决了大企业对市场未覆盖的偏远地区的产品供应问题。

河北省疾控中心王跃进所长与珍极公司张林总经理合作，打出一套组合拳，一度使河北省石家庄和唐山的铁强化酱油市场占有率达到30%以上。同时，他们采用补贴农村小卖店和小超市的方法，将铁强化酱油供应到最为贫困农村家庭。张总带领珍极集团一度把铁强化酱油作为企业发展的战略来对待，为铁强化酱油市场发展倾注了心血。

江苏省疾控中心袁宝君所长与苏果连锁超市合作，在400余家苏果超市设专柜销售铁强化酱油，苏果超市一度随处可见铁强化酱油的宣传页张贴，取得可观的销售业绩。2005年12月GAIN组织国际考察团，对江苏省在苏果超市的推广成就十分赞赏。

广西疾控中心唐振柱副主任、食品所方志峰所长对省内贫血进行广泛性筛查，结合贫血状况，与妇幼部门合作，进行铁强化酱油多层次、广泛性地推动。广西壮族自治区关注到当地地中海贫血高发，建言献策，为铁强化酱油指导的细化作出贡献。

吉林省是唯一由省卫生监督所组织实施铁强化酱油项目的省份，孙武长所长带领工作组把铁强化酱油工作结合到卫生监督和食品安全宣讲活动中，解决消费者不能吃什么的困惑，更是指导消费者应该吃什么的需求，提升了铁强化酱油在市场上的美誉度。

广东省疾控中心马文军所长在试点推动铁强化酱油时，专项调查居民对铁强化酱油知晓率变化及铁强化酱油销售量的变化，建立项目推动工作是否适宜、有效、符合预期的评价方法，及时调整铁强化酱油推动工作方案，促进铁强化酱油销售。

北京疾控中心徐筠主任医师聚焦北京职业女性和幼儿园儿童进行铁强化酱油推广宣传，结合贫血监测结果推动铁强化酱油在重点人群的应用；在公交汽车移动电视播放铁强化酱油的宣传片、数字北京信息亭宣传铁强化酱油、制作发放铁强化酱油宣传画扑克牌，寓教于乐中增长知识，创新铁强化酱油宣传方法。

佛山市海天调味食品有限公司一直是最大的铁强化酱油生产企业，黄文彪经理组织各部门通力配合，把市场销售最好的金牌生抽和草菇老抽酱油进行铁强化，通过海天公司广阔的市场网络，促进了铁强化酱油的市场覆盖和销售。

有成功的经验，也有失败的教训。联合利华公司收购海鸥酱油后，做出一个战略性决定，将全部海鸥酱油进行铁强化。海鸥酱油是知名传统酱油品牌，拥有广大消费群体，因此PNDC和FFO对海鸥铁强化酱油给予支持，海鸥铁强化酱油的启动上市会在人民大会堂举行，产品迅速传播。然而由于各地监管部门对铁强化酱油不够了解，导致企业额外成本支出上升，且市场拉动效应亦未达到企业期望，经过一段时间后，联合利华公司决定下马该项目，令人遗憾。

海天酿造公司曾计划在央视投放铁强化酱油广告，被质疑宣传产品功效，被迫放弃，也成为铁强化酱油发展历程中的憾事。这些遗憾和经验揭示了营养健康项目推动中面临的深层阻力，加深了对食物强化所需社会环境的认识。

6. 国际案例　在 GAIN 的帮助下，世界银行研究所（World Bank Institute）案例专家 Micheal Javis 和 GAIN 的营养专家 Bereganere Magarinos 对铁强化酱油公共卫生发展模式进行了研究，其研究报告 *Two Wheels Turning: Partnership in China's Soy Sauce Fortification Program* 得到国际社会广泛关注，列入哈佛大学公共卫生案例库。

7. 全球微量营养素论坛　国际营养性贫血工作组（INECG）、国际维生素 A 顾问工作组（IVACG）和国际锌营养顾问组（IZiNCG）等专业工作组是引领全球营养发展的几个机构代表。2007 年，这几个工作组联合发起的第一届微量营养素论坛（Micronutrients Forum），成为营养领域中极具全球性影响力的学术会议。基于我国营养工作的发展，该论坛联系到陈君石老师，希望来中国召开会议，FFO 作为会议协办单位。在卫生部支持下，陈君石老师带领 FFO 成功组织了我国最大的营养国际学术会议第二届国际微量营养素论坛。论坛参会代表 700 余人，其中 600 余人为国外代表。卫生部尹力副部长到会致辞，国际、国内营养专家学者、营养政策制定者、营养知名企业、国际国内营养机构等代表齐聚北京，交流讨论营养研究科学和技术发现、理论和技术进展、政策法规和标准问题、新产品及功效学、营养干预产业发展模式等，我国以铁强化酱油为代表。食物强化工作得到了高度的评价。大会主席 Alfred Sommer 在会议总结发言中引用陈君石老师表述铁强化酱油发展的原话 "Seems possible, but a long way to go" 来勉励中国食物强化和全球营养科技的发展。

8. GAIN 二期　2008 年 GAIN 一期达到预期目标，较为圆满地结束了。FFO、CCIA 与 GAIN 中国办事处开展了项目二期的合作。如果说一期策略是重点省推动，带动全国市场供应，二期则是以浙江和山东等发达省为龙头，探索铁强化酱油的可持续发展和卫生经济学收益。浙江省疾控中心丁钢强副主任和营养所章荣华所长，与浙江各市县疾控开展密集的铁强化酱油推广活动，并与海天等酱油企业及经销商合作，打通了供应链的各个环节，使铁强化酱油在浙江省得到稳定持续发展，铁强化酱油进社区、进乡村、进学校，陈君石院士亲临做科普，孙静老师在浙江各地区留下足迹。GAIN 项目官员陆振鑫老师和 Regina 博士到浙江走访时，随机选择了一些家庭，真切地看到许多村民家中都在使用铁强化酱油。浙江省还大力促进了铁强化酱油的集团消费，章荣华所长和浙江大学杨敏教授示范在高等院校食堂使用铁强化酱油。山东省疾控中心食品所杨育林主任则下大力气开展逐级培训，与山东省内的铁强化酱油生产企业烟台欣和味达美食品有限公司和山东玉兔食品股份有限公司深度合作，发表了《选择食用铁强化酱油——致全省居民一封信》，在媒体广泛传播，把贫血防控的科普知识和铁强化酱油传播到城市社区和乡村。

成都市疾控中心李晓辉老师结合公共卫生工作，形成了以学校、医院、社区、超市为重点宣传场所，以学生及家长为重点干预对象，以社区小卖部为推广基础渠道，以社区居民为宣传基础对象，开展铁强化酱油推广，并把指导消费铁强化酱油纳入成都市中小学校供餐营养指南。

新加坡国立大学（National University of Singapore）商学院院长 Ho Yew Kee 教授、GAIN 新加坡办事处 Regina Moench Pfanner 主任、工程院副院长 Yap Chee Meng 教授联合进行深入调研，撰写了报告 *Iron Fortified Soy Sauce Project: A New Paradigm Public Healthcare Delivery-Reflections and Challenges*，对铁强化酱油公共卫生模式给予肯定。

2014 年 10 月，FFO 组织在北京召开了 GAIN 二期的工作总结会。与会各界对铁强化酱油给予高度评价，正如中国疾病预防控制中心副主任梁晓峰在致辞中指出"铁强化酱油项目为改善居民贫血作出了贡献，同时也发展了新的公共卫生模式"。

六、铁强化酱油卫生行业科研专项

GAIN 项目结束后，卫生部和科技部继续支持铁强化酱油项目工作，在由杨晓光教授牵头的卫生行业科研专项"改善我国微量元素缺乏研究"中设立了"控制微量营养元素缺乏的关键技术研究及应用"，其中设立了"铁缺乏及贫血预防和控制研究"专项课题。项目通过各省疾控中心，与各地教育局和寄宿制学校合作，将铁强化酱油引入农村寄宿制学校食堂。项目与中国学生营养与健康促进会合作，得到了朱宝铎会长和宋玉芳秘书长的大力支持，与促进会联合向全国中小学发布了"改善学生营养状况，促进学生健康成长"倡议书，推荐应用铁强化酱油预防控制铁缺乏和贫血。

北京徐筠老师、赵耀老师和沙怡梅老师成功把铁强化酱油推广到农村寄宿制学校。工作中，联合当地教育部门，结合学校营养讲座和宣教，发放张贴自主设计的丰富多彩的营养和铁强化酱油宣传资料，受到学生和老师的喜爱，并通过铁强化酱油生产过程介绍，使师生了解更多食品安全和质量保障知识，促进学校食品安全保障。

课题促成铁强化酱油在全国农村地区寄宿制学校的应用，特别让人欣慰的是，铁强化酱油在新疆、西藏、青海、甘肃、内蒙古、宁夏等西南西北贫困地区寄宿制学校的食堂普遍供应。监测结果显示，寄宿制学校学生贫血大幅下降。

致谢

限于能力，远不能详尽铁强化酱油壮阔历程，亦无法钩沉铁强化酱油琐细鲜活。铁强化酱油项目的历程是我国特定发展阶段营养干预的一段历程，是政府主导下，各界共同努力的探索。感谢所有曾支持铁强化酱油发展的人们，感谢所有为铁强化酱油努力工作的同道。深切缅怀陈春明教授引领中国食物强化。最后要致敬陈君石老师，没有陈老师，就没有铁强化酱油。

霍军生

2021 年 3 月 7 日

附录 2

中国疾病预防控制中心
食物强化办公室

铁强化酱油预防控制铁缺乏和缺铁性贫血取得显著的科研效果，推广应用是新的挑战，2002 年成立的全球营养改善联盟（GAIN）重点支持发展中国家开展的营养改善项目推广应用。考虑到铁强化项目实施的需要和 GAIN 对项目组织机构的要求，2003 年 4 月中国疾病预防控制中心营养与食品安全所向中国疾病预防控制中心申请设立"中国疾病预防控制中心食物强化办公室"，2003 年 6 月中国疾病预防控制中心批复同意，挂靠在中国疾病预防控制中心管理。

陈君石老师任中国疾病预防控制中心食物强化办公室主任，霍军生老师和孙静任副主任，工作人员通过社会招聘了李颖、左志伟、王波、原晓峰、陈刚、郭莹、朱海蒂、薛围娟、方政、张生、张云岭、魏艳丽、王琛等人员，同时我所食品科学技术室黄建老师、李文仙老师、于波老师、周一萍老师、王丽娟、殷继永、朴玮、李瑾、高洁等同事共同开展工作。

中国疾病预防控制中心食物强化办公室（Food Fortification Office，FFO）简称强化办，从 2003 年开始，重点开展铁强化酱油的推广应用，同时完成了多种营养素强化面粉、维生素 A 强化油、寄宿制学校综合营养干预和婴幼儿辅食营养包（营养包）等多项食物强化研究、推广应用及监测评估。

一、铁强化酱油

2003 年 10 月，GAIN 与中国疾病预防控制中心签署合作协议，支持强化办 300 万美金，开展应用铁强化酱油预防中国铁缺乏和缺铁性贫血推动工作，简称 GAIN I 期。

我国从 1994 年通过强制实施强化食盐加碘，而铁强化酱油则需要按市场运行机制推广应用，强化办开始了大众食物强化推广应用方法的探索。

首先是取得政府的支持，2002 年中国居民营养与健康状况调查结果显示，我国居民贫血发生率为 20.1%，成为迫切需要解决的公共卫生问题。利用食物强化改善营养状况是疾病预防控制的一项重要措施，所以 FFO 在铁强化酱油推动工作中得到了卫生部的大力支持，卫生部疾控局发布的《铁强化酱油项目实施行动计划》，确定宣传教育是铁强化酱油实施行动的重点，通过对公众进行宣传教育，提高对铁缺乏危害和铁强化酱油效果的认识，推动铁强化酱油的使用。卫生部的支持为强化办动员各级卫生体系工作人员参与铁强化酱油的推动提供了保障。

创造"铁强化酱油"品牌，突出铁强化酱油的品质和作用是铁强化酱油推动的重点，铁强化酱油这一区别于普通酱油的名词的出现表明酱油这一传统的调味品已经被赋予了另一种新的价值——"补铁"——预防铁缺乏。强化办与中国调味品协会合作，设计了标有中国疾病预防控制中心和中国调味品协会的铁强化酱油标识，制定了标识使用申报流程及管理方法。中国调味品协会负责酱油企业初审，强化办指导企业完成酱油生产中铁添加和铁强化酱油中铁含量检验；强化办聘请卫生部卫生监督中心及调味品行业专家组成专家组进行酱油企业现场审核，为通过审核企业发放保证铁强化酱油标识使用证书。此项工作的开展，保证了铁强化酱油的质量，同时推动了酱油行业技术提升。

促进铁强化酱油产销链的形成和发展，通过中国调味品协会动员酱油企业生产销售铁强化酱油，结合不同地区、不同人群需求，先后推出了不同等级（特级、一级、二级、三级）、不同包装（瓶装、袋装、桶装）的铁强化酱油产品近百个，实现铁强化酱油产品的市场可及。同时强化办与江苏苏果连锁超市、家乐福（中国）等多家大型商超合作，扩大铁强化酱油的市场覆盖，并通过举办铁强化酱油的宣传、体验等活动，推动消费者认知到行为的转变。家乐福（中国）为铁强化酱油提供专门货架并对铁强化酱油产品免除所有服务费，提升铁强化酱油市场占有率。

多方联动宣传铁强化酱油品牌，强化办联合推动地区省、市、县各级疾控中心组织多种形式活动，向广大消费者宣传铁强化酱油，特别是贫血高发地区百姓普及铁缺乏和贫血的危害和预防知识、宣传铁强化酱油改善贫血的效果和常吃铁强化酱油的益处，让百姓了解铁强化酱油，推动铁强化酱油的应用。强化办制作铁强化酱油系列公益广告及宣传品，在大众媒体播放和多种宣传活动使用，铁强化酱油定点生产企业配套铁强化酱油产品广告，推动铁强化酱油品牌获得公众的信任和认同，陈君石老师将此形象比喻为"两个轮子一起转"。

在铁强化酱油的推动工作中，FFO探索了以公共卫生体系为主力，政府支持和行业协会、企业、经销商、媒体等多部门广泛参与，多部门跨行业合作的国民营养改善模式。GAIN I 期先后在江苏、贵州、河北、广东、吉林、广西、北京 7 个省、直辖市启动，有 21 家企业生产销售铁强化酱油，生物学监测结果显示，铁强化酱油在试点地区目标人群中取得了显著的贫血改善效果，贫血率在原有基础上下降 30% 以上，项目地区铁强化酱油知晓率达到 60% 以上。

2007 年 7 月，卫生部向媒体通报了铁强化酱油在预防控制铁缺乏及贫血工作中取得的成绩。同年"应用铁强化酱油控制中国铁缺乏和缺铁性贫血"获中华预防医学会科学技术奖二等奖。

2010—2014 年全球营养改善联盟支持强化办 150 万美金开展 GAIN Ⅱ 期，强化办持续在 GAIN Ⅰ 期启动的 7 个省推动铁强化酱油应用，同时将浙江、山东、四川等省作为项目重点推动铁强化酱油的应用；联合中国调味品协会经销商分会拓展铁强化酱油市场，特别是乡村市场的覆盖；推出大包装铁强化酱油产品推动集团消费；开展铁强化酱油项目工作成本效果/效益分析等工作，推动铁强化酱油可持续发展。

二、营养包

强化办的另一项重要工作是辅食营养补充品——营养包的推广应用，中国疾病预防控制中心陈春明教授带领团队于 2001—2003 年在甘肃省的 5 个贫困县取得了营养包干预研究效果后，多家单位开始了营养包推广应用研究。2005 年全球营养改善联盟支持强化办 20 万美金，探索营养包的营销模式，强化办联合首都儿科研究所在山西长治和壶关两个县通过妇幼保健院试点推动营养包的应用。

2008 年，"5·12"汶川大地震发生，霍军生老师在理县灾区援助时调查发现震后 1 个多月，当地婴幼儿出现了普遍性急性营养不良，急需进行有效营养干预。灾后 4 个月，在陈春明教授、霍军生老师等专家的积极努力下，强化办、国际生命科学会中国办事处联合，在四川省理县、北川应用营养包对 6～24 月龄婴幼儿进行为期半年的灾区婴幼儿营养保障，取得了良好的效果，理县营养包项目开展 3 个月后，干预县的婴幼儿贫血率在原基础上下降 38%。与此同时陈君石老师带领强化办启动了营养包产品标准申报工作，经过反复专家研讨、广泛意见征询，2008 年 12 月 15 日卫生部发布《辅食营养补充品通用标准》（GB/T 22570—2008），成为全球范围内首个辅食营养补充品的国家标准。

为使地震灾区更多婴幼儿受益于营养包，常素英老师将灾区儿童营养改善列入联合国儿童基金会支持项目，资助 120 万美金。在卫生健康委疾控局的支持下，2010 年 4 月启动了"汶川地震灾区婴幼儿营养改善项目"，为四川、甘肃、陕西三省八县近 3 万名 6～24 月龄婴幼儿免费发放营养包。地震灾区多在偏远的山区，交通极不方便，将营养包发送到每个婴幼儿家庭是项目工作面临的最大挑战。强化办探索应用县—乡—村卫生网络发放营养包，建立了营养包发放系统、信息统计系统、宣传教育系统、监测评估体系，通过 18 个月的项目实施和探索，发放营养包数量近 1 000 万袋，婴幼儿家长接受营养包，婴幼儿食用营养包，地震灾区婴幼儿营养状况显著改善。强化办建立的运用三级卫生网络发放营养包的工作模式，为我国政府将营养包改善贫困地区儿童营养状况作为一项国家政策提供了经验和技术支持。

三、强化面粉

国际上通过强化面粉预防公众微量营养素缺乏、预防贫血、出生缺陷和维护公众健康等方面已取得良好效果。结合我国的饮食特点及存在的营养问题，强化办在国家粮食局和卫生部的支持下，在联合国儿童基金会、美国疾病预防控制中心、国际生命科学会等国际组织的资助下，开展了面粉强化技术研究及改善效果观察等多个强化面粉研究和推动项目。

为改善西部地区人群微量营养素缺乏状况，国家粮食局和卫生部联合实施退耕还林补助面粉营养强化项目，强化办在河北省围场县、甘肃省兰州市开展了退耕还林补助多种营养素（维生素 A、维生素 B_1、维生素 B_2、叶酸、烟酸、铁、锌、钙）强化面粉生物学效果研究，当地居民连续 3 年食用营养素强化面粉后微量营养素营养状况显著改善，证明了强化面粉改善居民微量营养素缺乏的有效性和可接受性，为进一步推动面粉强化的应用奠定了膳食和人群营养学基础。

在神经管畸形高发地区山西省吕梁地区，强化办与北京大学人口研究所、首都儿科研究所合作，以中阳县和交口县的 10 个试点乡镇中有育龄妇女的家庭为目标人群，采用叶酸等 5 种营养素强化面粉，黄建老师设计了以优惠补贴的方式供应这些家庭营养强化面粉进行营养干预，结果显示强化面粉有助于新生儿出生缺陷的预防。

强化办开展的三种铁剂强化面粉改善贫血效果研究显示，在我国膳食条件下 NaFeEDTA 改善贫血效果优于 $FeSO_4$、$FeSO_4$ 效果优于电解质铁。为 WHO 制定强化小麦粉指南提供了理论基础。

2010 年，"中国小麦营养强化关键技术及应用推广研究"获中华预防医学会科学技术奖三等奖。

四、综合营养干预

开展铁强化酱油、强化面粉营养改善效果研究的同时，强化办开展了综合食物强化营养干预的探索。

强化办针对北京市大兴区蒲公英中学（专门为农民工子女创办的非营利性的中学）学生广泛存在的营养不良问题，2007 年采用综合食物强化干预对该校学生进行营养改善，以营养强化大米补充多种微量营养素，以维生素 A 强化油补充维生素 A，以铁强化酱油补铁，强化办与国际生命科学学会中国办事处还组织了为每个学生每天食用 1 枚鸡蛋的自发捐款，为学生补充优质蛋白质。干预 8 个月后，学生们的营养不良率下降近二分之一，基本消除了贫血的问题，维生素 A、维生素 B_1 和维生素 B_2 的不足率显著下降，学生营养状况显著改善。

2011 年 9 月，北京市寄宿制学校综合食物强化试点项目分别在延庆县、怀柔区启动。该项目由强化办、北京市疾病预防控制中心、巴斯夫（中国）有限公司、中粮食品营销有限公司共同发起，联合北京市教委，怀柔区、延庆县疾病预防控制中心及教委共同完成。通过在北京两个郊区县 29 所中小学校推广使用维生素 A 强化食用油和铁强化酱油，改善中小学生中普遍存在的维生素 A 摄入不足、改善铁营养状况，并以此探索适合在全国中小学食堂中广泛推广的食物强化工作模式，为 2012—2014 年在全国 31 个省寄宿制学校开展的"控制微量营养元素缺乏的关键技术研究及应用——铁缺乏及贫血预防和控制研究"项目提供了经验。

五、中国食物强化网

2004 年 7 月，强化办创建了中国食物强化网（www.cdc-ffo.cn），网站由强化办工作人员自行设计、管理和运行，主要报道国内外营养改善及食物强化的相关研究成果、法律法规、实践活动、应用效果等，是食物强化宣传、交流、知识传播的平台。2004—2015年网站运行期间，发布了食物强化相关的数千条信息，形成了国内食物强化工作，如铁强化酱油、营养包、强化面粉、维生素 A 强化油等项目科普宣传阵地，同时也是中国食物强化工作快速便捷的交流平台。2016 年该网站内容并入中国疾病预防控制中心营养与健康所网站。

六、其他

1. 强化办与《中国食品报》合作创办了"食物强化专刊"，及时报道了国内外食物强化发展的最新动态和趋势，作为该栏目的主编，刘艳芳老师以记者特有的职业敏感和手笔，编辑采写国内大量食物强化工作开展的纪实，以及对食物强化今后发展方向的深度分析，在推动和促进食物强化开展方面发挥了重要的传播作用。

2. 强化办与国内多家电视、网络、报纸主流媒体合作，包括 CCTV、BTV、新华网、人民网、新浪、搜狐、网易、中国日报、北京青年报、生命时报、健康报等，营造食物强化工作开展的健康舆论环境。多次举办食物强化年会，邀请积极参与食物强化工作的各类机构和各界人士齐聚一堂，对以往的工作开展经验交流，对有突出贡献的集体和个人给予表彰。

3. 强化办出版了《铁强化酱油技术指南》《婴幼儿辅食营养补充品技术指南》，总结了以往食物强化工作累积多年的实践经验和形成的规范运行框架，涵盖强化食品生产工艺、市场推动、生物学效果监测、经济学效果评价等多方面内容，为国内食物强化相关工作的开展提供了经验和借鉴。强化办还获得了 WHO 出版的《微量营养素食物强化指南》的国内翻译授权，推动国内食物强化与国际接轨。

4. 2009 年 5 月，由国际微量营养素论坛主办的第二届国际微量营养素论坛在中国召开，强化办为此次论坛的承办机构。来自五大洲的 70 多个国家和 16 个国际机构 600 多名与会代表，深度剖析了营养项目执行过程中的成功经验与面临的挑战，并呼吁各国政府和相关合作伙伴增加对微量营养素补充的投资，以改善全球普遍存在的微量营养素缺乏状况。强化办的精心筹备促成此次论坛的圆满落幕，同时，强化办为中国食物强化工作做出的努力也获得了国际认可。

2015年强化办归回营养所管理，保留其名称，主要负责国家卫生健康委实施的"贫困地区儿童营养改善项目"监测评估，采用PPS抽取营养包覆盖地区21个省145个县为项目监测县，设计项目实施效果监测评估方案，编写项目工作手册；每年组织实施项目效果监测评估，通过贫困地区儿童营养改善监测系统完成数据采集及统计分析，建立了贫困地区儿童营养状况数据库，动态了解婴幼儿营养状况变迁，撰写年度贫困地区儿童营养改善项目监测评估报告，为国家实施的营养改善项目提供技术支持。

致谢

强化办从2003年成立以来，得到了卫生健康委、疾控系统、妇幼系统、科研院所、国际组织、社会团体、食品生产企业及经销商、商场超市、媒体等多部门、多家单位的支持和帮助，在此深表感谢！感谢大家与强化办共同对中国食物强化工作的探索！

深深感谢陈春明老师和陈君石老师引领中国食物强化工作发展！

孙静

2021年6月

附录 3　两个轮子一起转

两个轮子一起转（上）：与中国铁强化酱油项目的合作伙伴关系

世界银行学院 / 全球营养改善联盟商业创新以应对营养不良　系列文章

2003 年的 11 月，陈君石院士正在为铁强化酱油项目的开展进行着最初的准备工作。他期待通过这个项目，可以在全国范围内降低铁缺乏和缺铁性贫血的发病率。作为营养专家和中国疾病预防控制中心（CCDC）食物强化办公室（FFO）的主任，从 1997 年开始，陈君石就率领了一支由专家组成的队伍，致力于普及铁缺乏危害的宣传工作，并就铁缺乏所导致的问题制定解决方案并推行落实。

项目伊始，陈君石和他的团队就很清楚消费者必须具备铁缺乏危害的相关知识，而且还必须有可以让人们增加铁的摄入量的途径，才有可能控制铁缺乏。就此，CCDC 的专家们开始与国内一些领先的调味品生产厂家合作来生产铁强化酱油。

石家庄珍极酿造集团有限责任公司（珍极）的首席执行官张林一直是私营企业中对铁强化项目的坚定支持者。但在项目进行一段时期后，张林表示有一些珍极管理人员不愿继续参与铁强化酱油项目。如果不能说服珍极，那么要赢得其他厂家的支持将会面临很多困难。陈君石在考虑到底是什么方面出现了问题。

中国对于贫血状况做出的回应

中国的经济以农耕为主体，肉类的消费比较有限，铁缺乏和缺血性贫血（IDA）已经成为长期性的问题。据 2002 年中国居民营养与健康状况调查，育龄妇女贫血患病率为 20.1%，两岁以下儿童为 31.1%，60 岁以上老人为 29.1%。农村女性患 IDA 的风险高于城市女性。2002 年的调查结果表明：城市地区孕妇贫血患病率为 25.3%，而农村地区孕妇贫血患病率高达 30.4%。在城市人口中哺乳期妇女贫血患病率为 27.3%，而农村地区为 30.4%。甚至在富裕地区的成年女性仍面临此风险。FFO 的调查结果显示：在江苏常州、太仓等地区，IDA 的比例已经达到了 30% ~ 40%。经验证明了"只要国家富强微量营养素缺乏的现象就会消失"的论点是不正确的。

20 世纪 90 年代，营养政策被纳入中国卫生部（MOH）工作内容。营养改善方面的工作由疾控体系负责。鉴于营养方面的需求，中国疾病预防控制中心在 2003 年成立了食物强化办公室，从地区性和多样性的角度开展了食物强化项目工作。

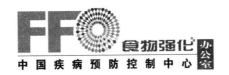

为中国制定的铁强化方案

铁缺乏和缺铁性贫血可以通过食用红肉、含铁片剂、含铁的营养补充剂或铁强化食品等方法得到解决。而营养补充剂的价格昂贵，在乡村地区难以实现。中国已经拥有在盐中加碘和在水中添加氟化物的成功经验，但铁强化还未大规模推动。

通过初步调查发现，约有 80% 的中国人口食用酱油，平均每人每天消费 12.6g。由于酱油是含盐的调味品，所以不会过量食用。并且酱油的生产相对集中，使得质量控制能得到保证。因此酱油被锁定为铁强化的理想载体。

硫酸亚铁和乙二胺四乙酸铁钠（NaFeEDTA）的对比研究结果显示：NaFeEDTA 为理想的铁强化剂，不会改变酱油的性质，并能提高食物中其他成分中铁的吸收率，同时也不会受铁抑制剂的影响。NaFeEDTA 安全、性质稳定、耐储存，吸收率是硫酸亚铁的两倍以上。

研究结果表明，食用铁强化酱油 3 个月后，患缺铁性贫血的儿童不再贫血。2000 年在贵州省贫困地区 14 000 人中开展的随机对照试验表明，不同年龄段人群食用铁强化酱油后缺铁性贫血患病率降低至少 50%。其中女性的下降率最多，19 ~ 30 岁组的女性下降率超过 70%。一年后，食用铁强化酱油组的儿童体重增长显著高于对照组。已有文献报道，当地缺铁性贫血患病率下降 30%，所提高的生产力相当于 10 年中增收 425 万元。据此，卫生部在 1999 年批准 NaFeEDTA 作为一种营养强化剂，并在 2002 年批准 NaFeEDTA 用于酱油的强化。

一种新的尝试

中国自 20 世纪 90 年代初以来开始在食用盐中添加碘。由于盐的生产属政府专营，所以强化强制性执行起来相对简单。然而铁强化酱油项目则是第一次由生产企业、分销商以及零售商共同参与、市场化推动的公共健康项目。

CCDC 陈春明教授回忆道："我们的工作是 1997 年开始的，举办了许多次研讨会，然后是应用实践。我们认为这种强化项目，企业参与必须是自愿的，而不是强制性的。由于酱油消费范围广，而且中国市场尚不够规范，任何受消费者欢迎的产品都有可能被仿冒。因此，政府必须要保证产品质量，产品信誉是项目的根本。"

寻求政府部门的支持

然而，作为技术机构，FFO 难以自行开展铁强化酱油的推动工作。FFO 尝试寻求得到卫生部、商务部、国家工商总局、国家发改委、国家食品药品监督管理局以及国家质量检验检疫总局（AQSIQ）等政府机构的支持，来开展这一项目。

寻找合作企业

除了得到政府部门支持，还要寻找企业合作。FFO 联合中国调味品协会以寻求支持，动员酱油企业参与铁强化酱油的生产。因为与酱油生产企业的合作和与媒体的合作同等重要。FFO 尽力普及关于缺铁性贫血危害和铁强化食品优势的知识，这些铺垫使得酱油生产企业能更好地推动铁强化酱油。

企业的高层不仅关心铁强化酱油项目能为公众健康带来什么样的好处，还关注于铁强化酱油是否能扩大企业的市场占有率从而得到经济上的收益。因此，FFO 为所有的铁强化酱油企业免费提供配方，并且培训企业如何生产，并给他们提供更多的免费技术支持。

认证

生产企业在参与铁强化酱油项目之前，必须获得认证。FFO 在 7 个试点省份中每个省选一到两家企业合作。

酱油生产企业需向 FFO 提出申请，然后 FFO 和中国调味品协会的专家会对企业进行现场审核。得到批准后，FFO 将对厂家在技术方面进行培训。包括生产中关键点的控制，以及对酱油中 NaFeEDTA 的检验方法。生产企业随后要运行 HACCP（危害性分析及关键点控制）系统至少要 3 个月的时间，然后才能得到铁强化酱油标识使用证书。生产企业使用铁强化酱油标识批准证书是免费的，但需要经过年审。

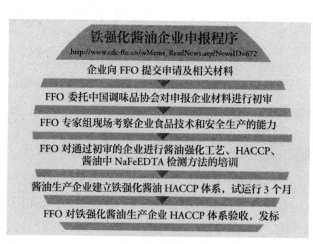

铁强化酱油企业申报程序

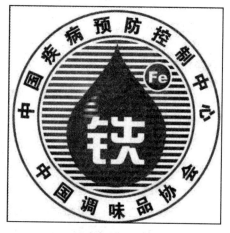

铁强化酱油标识

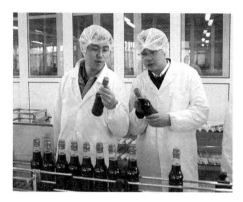

专家对铁强化酱油进行检测

石家庄珍极酿造集团有限责任公司

河北省珍极集团是一家始建于 1956 年的国有企业，总资产达到 2.28 亿人民币。50 年来，珍极的员工人数已经超过了 1 200 人，年生产总量达到 8 万吨。酱油在河北省的市场占有率为 55%。集团下设 16 家分公司，是中国调味品生产的领军企业之一。

珍极的决策

鉴于以往的业绩，珍极被 FFO 列为河北省铁强化酱油生产企业。尽管珍极的张林总经理以往的决策都很成功，但珍极集团还是花费了几个月的时间来讨论是否参与铁强化酱油项目。最终，珍极集团决定参与此项目。因为珍极认为铁强化酱油给企业扩大市场占有率带来了机遇，特别是在贫血问题严重的地区，还有那些从来没有听说过"珍极"这个品牌的农村地区。他们还认为，生产铁强化酱油将会帮助珍极从农村地区销售的无品牌、低质量的酱油产品中争得市场份额。正如珍极的一位经理所言："我们都清楚消费者一般都不很忠诚于某种品牌。但在酱油的消费方面，消费者对品牌的忠实程度高于其他产品。我们也不知道这是什么原因。"

在已经了解了农村市场的购买模式后，对铁强化酱油的供应和推广给了珍极一个深入到农村市场并开发新的消费群体的机会。

从更广泛的意义上来说，生产铁强化酱油是在现有的消费者群体中提升珍极品牌形象的一种方法。从内分析，这也是一种深层次提升产品质量的机会。铁强化酱油为珍极打入河北省以外城市创造了一个机遇。珍极的负责人认为，铁强化酱油生产有助于珍极从当地的竞争对手当中脱颖而出。因此，铁强化酱油的生产给了珍极一个可以使自己的产品多样化并进入新地区的机会。

珍极为此组成了一个团队，包括首席执行官张总、副首席执行官王总、市场部副总胡平，以及负责公司市场战略的郭洪涛等人，共同为铁强化产品开发市场，制定市场推广计划。

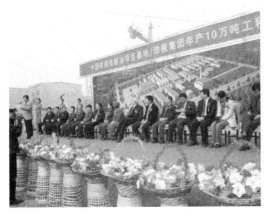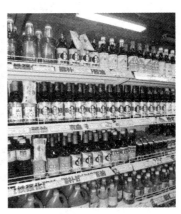

珍极铁强化酱油项目基地奠基仪式　　　　珍极铁强化酱油产品

"两个轮子一起转"

　　为了让所有参与铁强化酱油项目的单位能够精诚合作，提出一个既有凝聚力又简单响亮的口号是很有必要的。FFO采纳了一位营销顾问提出的口号："两个轮子一起转"。即中国疾病预防控制系统作为一个轮子，而酱油企业作为另外的一个轮子。疾控系统的轮子是向着消除营养不良的目标去努力，而私营企业的目标是增加盈利。

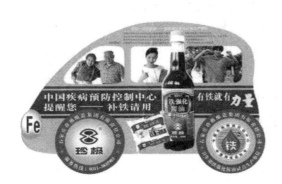

"两个轮子一起转"

　　从2004年开始，FFO在江苏、贵州、河北、广东、吉林、北京以及广西等7省、市、自治区启动了铁强化酱油推动工作。共召开了37次启动会，邀请了来自销售、教育、媒体以及生产企业等相关机构的代表参与。

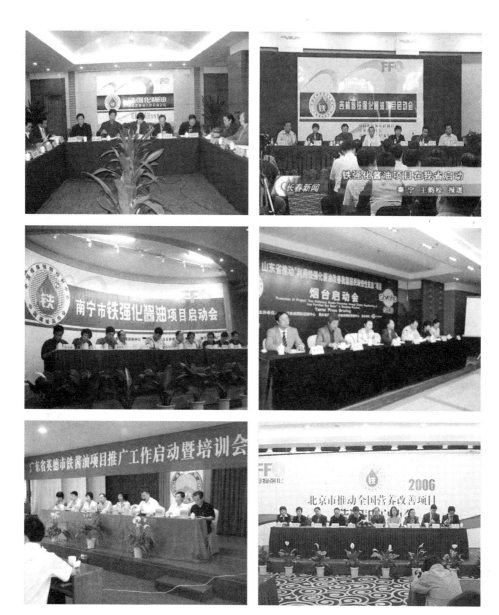

铁强化酱油项目启动会在各省、市、自治区召开

在每个项目省，FFO 都与地方疾控中心合作，并联合铁强化酱油定点企业共同开展铁强化酱油推动工作。在当地组建了团队后，开展普及铁缺乏对健康危害性的宣传活动，现场进行血红蛋白检测工作。

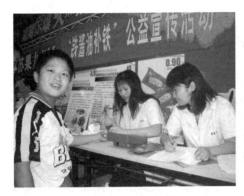 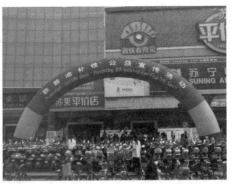

现场血红蛋白检测　　　　　　　　铁强化酱油系列宣传活动

当地的媒体也参与到活动中，撰写铁缺乏和缺铁性贫血方面的文章。

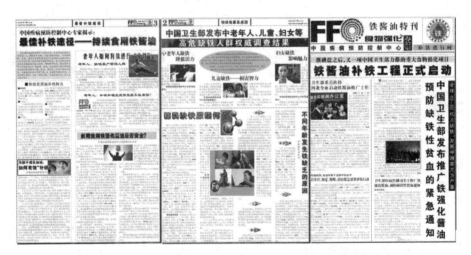

关于推广铁强化酱油工程改善缺铁性贫血的系列文章

　　FFO 创建了中国食物强化网（www.cdc-ffo.cn）。在项目推动地区，地方疾病预防控制中心开展了多种形式的宣传活动，如：把宣传内容喷绘在公共汽车的车身外侧和内部；在街道社区张贴宣传画；还对一些妇女团体和学校等目标人群开展咨询和宣传演讲活动。在这些地点宣传横幅和标语都张贴在了醒目的位置。疾控中心还在一些铁强化酱油零售点散发了海报、折页和宣传册等材料。为了覆盖农村消费群体，地方疾控中心在乡村道路两旁的墙上书写宣传标语，并且在放映露天电影之前播放铁强化酱油宣传短片。

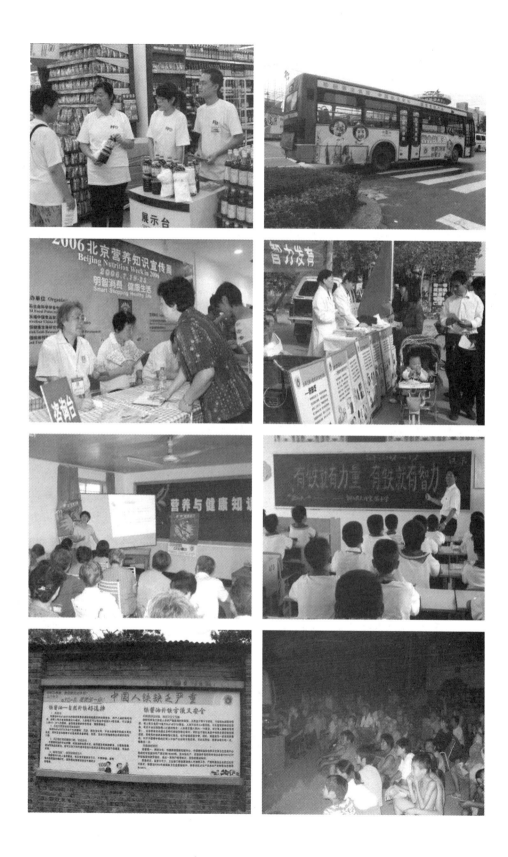

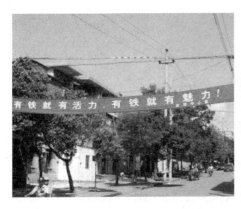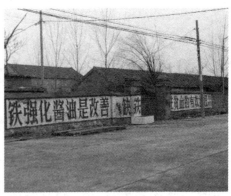

珍极取得的成果

依照2004年河北省试点项目计划，珍极成为了河北省唯一被批准生产铁强化酱油的企业。但是当时市场对铁强化酱油的需求几乎完全取决于公司对这个产品的投入程度和宣传程度。

珍极的负责人表示："我们发现向消费者同时介绍铁强化酱油和普通的酱油时，消费者不接受铁强化酱油。因为消费者怀疑为什么酱油里添加了其他的成分可价格却没有涨上去。为了克服这个疑虑，我们提高了铁强化酱油的价格。"但是FFO要求不能拉大这两种产品之间的价格差距。因为高价格会导致假冒产品的出现。

项目结果

截至2006年底，12个哨点完成了一年以后的跟踪监测，3个哨点完成了两年跟踪监测。

认知：试点省对于铁缺乏和缺铁性贫血的认知有了快速提高，从基线的2%~26%（后者是北京的基线水平），到一年以后高危人群的知晓率达到66%~80%，两年后的调查结果达到90%~99%。

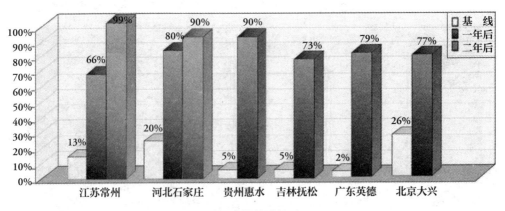

认知度的快速提升

覆盖范围：铁强化酱油在每个监测哨点社区的覆盖率达100%；在项目试点地区的覆盖率达60%~70%；项目省覆盖率达30%。

贫血率降低：妇女贫血率从基线的17%~50%（前者是北京的基线）下降到一年以后的15%~40%，两年后试点地区下降到了23%。

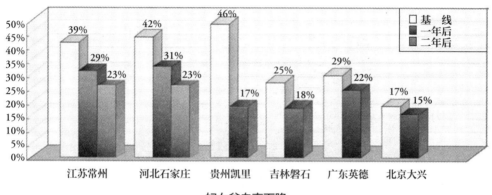

妇女贫血率下降

经过两年的努力，试点地区共有5 860万人口（总人口约3亿）在食用铁强化酱油，其中包括3 450万处于铁缺乏的高危人群。FFO在69家申请企业中，批准了21家企业生产铁强化酱油。

铁强化酱油定点生产企业名单		
品牌	厂址	企业名称
海天	广东	佛山市海天调味食品有限公司
珍极	河北	统万珍极食品有限公司
北康	吉林	吉林省北康酿造有限公司
宽	北京	北京虎王和田宽食品有限公司
宽	北京	北京和田宽食品有限公司
金狮	北京	北京王致和集团金狮酿造厂
味纯园	贵州	贵阳味纯园食品股份有限公司
福金香	广东	中山福金香调味食品厂有限公司
欣和	山东	烟台欣和味达美食品有限公司
燕京	北京	北京燕京航星调味品有限责任公司
天加乐	贵州	贵州黔味天加乐食品有限公司(试点地区)
铁鸟	广西	南宁市酱料厂
德馨斋	山东	济南德馨斋食品有限公司
华滋	黑龙江	黑龙江华滋酿造有限公司
清香园	四川	四川清香园调味品有限公司
太湖	江苏	无锡市调味食品有限公司(试点地区)
巧媳妇	山东	山东淄博巧媳妇食品有限公司
欣和	山东	蓬莱欣和食品有限公司
玉兔	山东	山东玉兔食品有限责任公司
美味鲜	广东	广东美味鲜调味食品有限公司
湖羊	浙江	杭州市食品酿造有限公司

挑战不期而至

2003 年 10 月，FFO 从全球营养改善联盟（GAIN）获得了 300 万美元用来支持在 2003—2008 年间在中国开展铁强化酱油的健康教育和社会营销等活动。尽管这是一个让人振奋的消息，但是珍极集团对于参与这个项目有些踌躇。珍极提出了以下三个意见：潜在的市场规模；市场宣传的商业回报率；消费者对珍极产品接受度的疑虑。

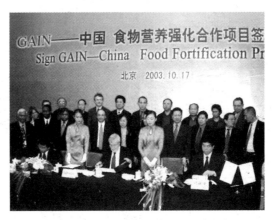

人民大会堂签字仪式

首先，珍极担心过高地估计了潜在市场规模。铁强化酱油产品从 2002 年 8 月开始上市，在没有促销的情况下，销售状况不佳。珍极集团的经理们把注意力转移到了农村地区。一位经理提道："农村地区在卫生服务和对营养问题的重视方面很缺乏。因为农民更多关心他们能否吃饱而不是所吃的东西有没有营养。"铁缺乏属于一个隐性的问题，没有明显的症状。即便是他们食用了一瓶铁强化酱油，效果也不可能立竿见影。农村的收入低，人们不愿意付更多的钱去购买带包装的酱油。而城市的消费者除了铁强化酱油外还可以通过其他途径补铁。

如果要实现让中国人口 30% 吃上铁强化酱油的目标，将来还任重道远。FFO 的工作人员一直努力推动铁强化酱油的市场化进程。珍极的经验表明这个项目的开展确实需要克服很多挑战。如果两个轮子中失去了其中一个，车子就不可能继续前进。

两个轮子一起转（下）：与中国强化酱油项目的合作伙伴关系

世界银行学院 / 全球营养改善联盟商业创新以应对营养不良　系列文章

2007 年 8 月 25 日

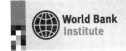

经过为期两年的工作，中国疾病预防控制中心（CCDC）在 2003 年 11 月获得了总部设在日内瓦的全球营养改善联盟（GAIN）的资金支持来进一步推动铁强化酱油项目。

FFO 讨论了在减少缺铁性贫血率这一公共健康目标的前提下，如何加强铁强化酱油项目对私营企业吸引力的可行方法。FFO 没有强制要求生产企业必须参与。而且，无论消费者还是生产企业，均在自主自愿的基础上参与是此项目的优势之一。此时，推动这个项目的资金已经到位。

四年以后，不仅珍极成为了生产铁强化酱油的领军企业，此项目还对降低河北省7 600 万居民的缺铁性贫血患病率起到了有效作用。到 2007 年 6 月，90% 的河北超市中都可以买到铁强化酱油。与 1992 年的普查数据相比，缺铁性贫血的患病率大大降低，见附表 1 ~ 3 中介绍项目前后有关河北省缺铁性贫血数据。同时，这个项目在其他六个试点省、市、自治区也取得了使贫血率下降的成果。

附表 1　2004—2005 年河北省的初步结果（河北省主要城市中妇女和儿童的基线结果）

检测日期	地点	20 岁以上接受测试的女性人数	贫血率 /%	3 ~ 7 岁接受测试的儿童人数 / 人	贫血率 /%
2004.10	石家庄	801	42.32	198	17.17
2005.5	唐山	933	28.40	190	5.26
2005.6	保定	931	27.18	220	11.36
2005.7	邯郸	749	40.45	160	17.50
		总数 :3,414	平均 :34.59	总数 :768	平均 :12.82

附表 2　对石家庄青年人的基线调查结果

日期	测试地点	年龄层	接受测试学生人数 / 人	患贫血的学生 / 人	贫血率 /%	城市 / 农村
2005.10	赞皇中学	高二学生	495	167	33.74	农村

续表

日期	测试地点	年龄层	接受测试学生人数 / 人	患贫血的学生 / 人	贫血率 /%	城市 / 农村
2005.10	石家庄 22 中	高二学生	530	107	20.19	城市
2005.10	石家庄大学	19-22	511	137	26.81	城市
总数			1,536	411	26.76	

附表 3　在试点项目区 / 县贫血状况的改善（石家庄妇女和儿童贫血水平）

地点	年份 / 年	妇女数量 / 人	贫血人数 / 人	贫血率 /%	改善 /%	3-7 岁接受测试的儿童人数 / 人	贫血的人数 / 人	贫血率 /%	改善率 /%
赞皇县	2004	401	192	47.88		100	22	22.00	
	2005	332	120	36.14	24.52	100	14	14.00	36.36
长安区	2004	400	147	36.75		98	12	12.24	
	2005	384	105	27.34	25.61	100	10	10.00	18.30
石家庄市	2004	801	339	42.32		198	34	17.17	
	2005	716	225	31.42	25.76				

来源：FFO。

陈君石把这些成果归功于疾控系统在社会营销方面扮演的新角色。FFO 与地方疾控中心紧密合作，使消费者信服的同时也让酱油生产企业通过参与项目得到收益。

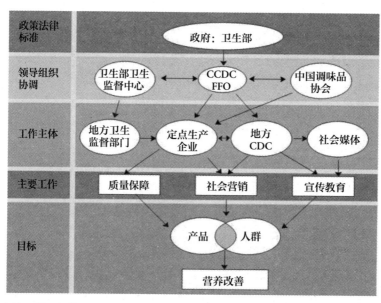

建立政府支持，科研机构、行业协会和企业参与的多部门、跨行业合作的国民营养改善新模式

做好基础工作：河北省的案例

从 2004 年末到 2005 年初，七个省相继举办了省、市级的项目启动会以及针对县、区级项目骨干人员的培训项目。

河北省项目启动会于 2004 年 10 月在石家庄召开。超过 110 名与会代表中包括国家卫生部疾控局、河北省卫生厅、石家庄市卫生局以及国家和地方疾控中心的负责人。盖茨基金会以及 GAIN 代表、珍极公司高级经理、国家级和省级专家以及媒体代表也参加了会议。河北省各市、县疾控中心也在当地卫生局的支持下召开了市一级的项目启动会。

在下一阶段，河北省 12 个试点县和区的项目骨干人员参加了项目启动和培训会议。每个试点县随后也对项目骨干人员举办了培训和动员会。参加会议总人数达到了 2 500 人，其中包括各省市疾控中心的负责人、营养健康教育方面的专家、区县政府官员、区县卫生局负责人、区县疾控中心的工作人员、卫生监督人员、企业销售人员、试点县乡项目负责人、村干部、村医以及零售网点的负责人。在正式推广铁强化酱油项目之前，尽可能地在各个层面上建立起一个广泛的合作联盟。

河北省四个主要城市：石家庄、唐山、保定和邯郸卫生局都选择了各自推广铁强化酱油的试点区和县（附表 4）。四个城市的 352 万人口占河北省总人口数的 52%。每个区县都指定了 50 个示范村，在不同层面成立了项目团队。

附表 4 河北省宣传铁强化酱油的试点区和县

城市	县/区	人口/万人	总面积/km²	乡/区委员会数量	村/街道委会数量
石家庄市	长安区	40	110.24	3/8	35/85
	麓泉区	36	603	13	208
	赞皇县	23	1 210	11	212
保定	新城区	40.61	143.7	6/6	74/85
	定州市	113.6	1 274	22/3	486/31
	蠡县	48	652	13	232
唐山	路北区	51.2	120	2/9	38/109
	遵化市	69.3	1 521	25/2	648/22
	迁安市	71.8	1 208	19/1	534/10
邯郸	峰峰矿区	50.2	353	9	148/68
	衢州县	40	667	10	342
	鸡泽县	24.73	339.6	10	165
总数		608.44		172	3 534

来源：河北省疾病预防控制中心。

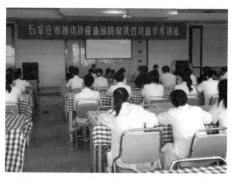
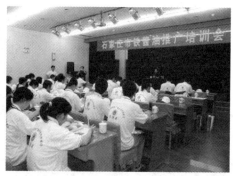
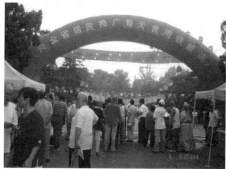
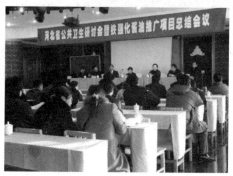

在河北举办的培训会与各种推广活动

政府推动

2005 年 5 月，河北省卫生厅发布了《关于推广铁强化酱油预防缺血性贫血的通知》，并要求河北省疾病预防控制中心负责在河北省实施铁强化酱油项目。河北省卫生厅指示市县卫生局要将此项目持续开展。并要求省疾控中心以及所有试点地区运用媒体手段进行宣传教育以提高公众对于缺铁性贫血导致危害的认识，鼓励大众购买铁强化酱油。

联合媒体开展宣传活动

河北电视台对缺铁性贫血导致的危害和铁强化酱油效果进行了高频率宣传。省、市和县各种媒体也对铁强化酱油进行了一系列新闻报道。专家也走进电视台进行了专业知识讲座。侧重于传播缺铁性贫血所带来的危害以及铁强化酱油在降低贫血时所能发挥作用的相关信息。

河北省卫生厅 （通知）

冀卫疾控字〔2005〕26 号

关于推广铁强化酱油预防缺铁性贫血的通知

石家庄市、唐山市、保定市、邯郸市卫生局：

缺铁和缺铁性贫血是严重影响儿童、孕妇和老年人健康的营养缺乏病之一，铁缺乏影响儿童的智力和体格发育，孕妇贫血可造成胎儿发育不良和低体重出生。为加强缺铁和缺铁性贫血预防工作，我省争取到全球改善营养联盟（GAIN）资助实施铁强化酱油推广项目，省卫生厅决定在石家庄、唐山、保定和邯郸四市开展推广试点，现将有关事宜通知如下：

一、各有关市卫生与要加强领导，精心组织，周密安排，认真实施、强化督导，确保试点项目的顺利开展。

二、省疾病预防控制中心及各项目市、县要按照《河北省铁强化酱油推广项目实施方案》（附件）要求，充分利用各种媒体开展宣传教育，提高公众对缺铁危害和铁强化酱油效果的认识，正确引导公众食用铁强化酱油。

三、各地要切实加强项目的规范化管理，认真组织开展基线调查和实施效果评估考核，确保项目取得预期效果。

附件：河北省铁强化酱油推广项目实施方案

河北省卫生厅
二〇〇五年五月十六日

河北省卫生厅《关于推广铁强化酱油预防缺铁性贫血的通知》

此外，报纸方面的报道也十分广泛，仅 2005 年河北省就有 83 篇关于缺铁性贫血的文章。

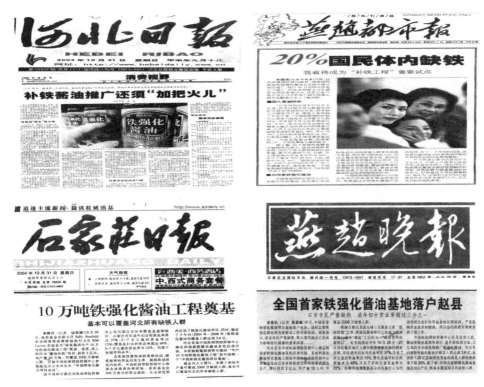

河北省各大报纸刊登相关文章

大众宣传

在河北农村地区，书写墙标超过 500 条。关于缺铁性贫血的短片也在露天电影播放之前播放了 69 次，观看人次超过 3 万人次。此外，海报的张贴量也达到了 76 200 张。宣传活动还以提供咨询的方式在乡镇广场和城区街道展开，并与其他健康活动日项目如"5·20 学生营养日"以及"支农活动"等年度健康宣传活动相结合，把信息传递到家庭里、社区中和课堂上。各种宣传活动统计数据总结见附表 5 及附表 6。

在城市地区，有超过 220 个商店被指定为铁强化酱油定点销售点。11 200 张宣传画被张贴在街道、学校以及零售商店内。总共有 3 500 000 份宣传册在河北的四个主要城市散发，对铁强化酱油进行宣传。

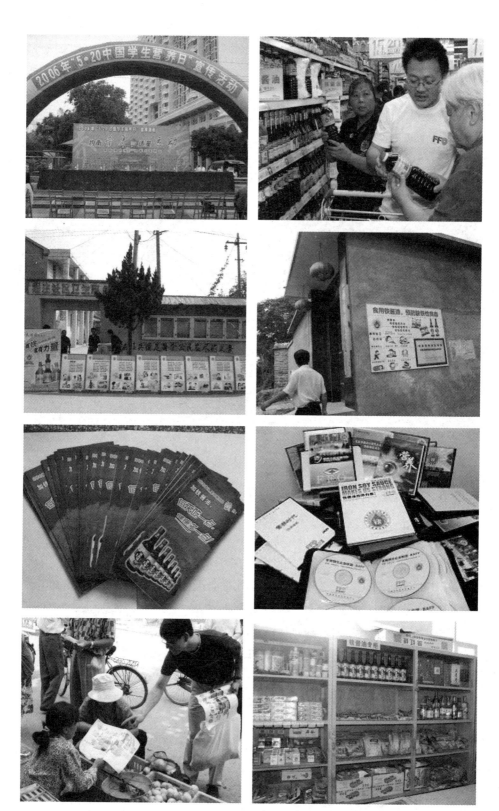

深入农村宣传推广　　　　　　　　农村小店中的铁强化酱油专柜

附表 5　河北省疾病控制中心市场活动总体介绍

形式	频率 / 次	散发地点	主题	人群覆盖 / 人
农村播放电影	69	保定,麓泉,定州,蠡县	科普	30 000
街头表演	11	邯郸,石家庄,石家庄超市和社区	铁强化知识	15 000
专家咨询	9	邯郸电视台覆盖了麓泉,定州,蠡县和保定的公园和中心广场	关于铁强化酱油问答活动,咨询服务以及宣传	250 000
墙体宣传、海报、横幅、橱窗展示、折页以及台历	602	石家庄,唐山以及邯郸的社区和超市	关于铁强化酱油知识	接近 100 万

附表 6　河北省疾病预防控制中心不同宣传形式的数据总结

形式	印刷的数量	日期	地点	覆盖人数 / 万人
挂图	55 000 张	2005	石家庄,保定,唐山和邯郸的12 个示范区县	100
折页	16 000 本	2005	石家庄,保定,唐山和邯郸的12 个示范区县	100
张贴画	4 套	2005	4 个示范城市	/
商店门口的标示牌	222 件	2005 年 5 ~ 10 月	石家庄,唐山和邯郸的城区	/
橱窗展览	5 件		石家庄的超市	/
传单	580 000 张	2005 年 5 ~ 10 月	石家庄的城区和农村地区,邯郸和唐山的城区	58
铁强化酱油健康手册	100 000 本		石家庄所有的大型医院	10
挂历	6 000 件			1
卷轴	1 860 件	2005 年 5 ~ 10 月	石家庄,保定,唐山和邯郸的社区	65
在销售地点张贴的海报	31 200	2005 年 5 ~ 10 月	保定,唐山和邯郸的超市	10
公交车车身广告	60		唐山	60
展板	375 件	2005 年 6 ~ 12 月	保定和石家庄的县以及城区	70
围裙	40 000 个	2005 年 7 月	唐山的城区和县	4
墙体广告	80	2005 年 8 月	麓泉市	15
瓷砖上的广告	460	2005 年 8 ~ 11 月	石家庄,保定,唐山和邯郸的示范县	50

来源：河北省疾病预防控制中心。

动员企业参与

企业的参与是铁强化酱油市场化的必备条件。珍极集团是中国酱油生产的领军企业之一，有实力参与铁强化酱油生产。珍极认为参与这个项目可能会受到一些潜在问题的影响。有些人担心农村消费者在适应新事物方面以及改变几十年来购买和消费习惯的过程会过于缓慢。

而主张在铁强化酱油方面投资的管理人员则认为可以借此向消费者提供一个改变的机会：农村的消费者们需要做的只是把他们平常吃的普通酱油换成铁强化酱油。他们可能买不起药品或维生素，但能够吃得起酱油。珍极关于销售的主要争论都聚焦于此。

果断行动

2004 年，珍极同意参与项目推动工作。作为河北省唯一的铁强化酱油生产企业，珍极与河北省疾控中心合作，将公众健康的宣传和市场营销手段相结合。珍极认为铁强化酱油给他们带来了两个机会。第一，带来了新市场，其他生产厂家无法参与竞争。第二，铁强化酱油开展的社会营销工作，拓展了珍极在贫血人群、农村和珍极知名度较低地区的市场。

全新眼光看市场

珍极的市场调研表明，农村与城市消费者之间差异可以通过有针对性的市场策略去解决。就农民是否愿意花更多的钱用于购买铁强化酱油问题，珍极进行了三次市场调查后，还对自己企业的员工做了一次调查，并且在农村也进行了相关调查，最后发现那些认为农村买不起铁强化酱油的认识是错误的。农民提出，尽管他们的收入很低，但他们没有其他方法从饮食中摄取到足量铁，而且他们担心如果将来得了贫血，在药物或治疗方面会花更多的钱。对于农民来讲，购买强化酱油每年多花的钱只是很少一部分，所以不能低估消费者对于健康的追求。此外，对铁强化酱油效果的口碑相传也是很有力地支持。

政府针对性的宣传也从另一个方面帮助了珍极公司。政府的支持可以提高消费者对产品的信任度。因为消费者认为来自政府的健康讯息更为可靠。

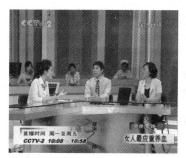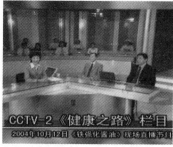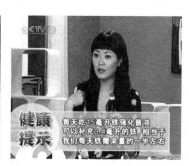

专家做客央视健康节目解答补铁与铁强化酱油的相关问题

市场营销投入

珍极公司决定投入 2 000 万人民币用于铁强化酱油市场开拓和产品推广。珍极的一位管理人员做了几点说明："第一，作为第一家进入这个市场的企业，我们在各方面都得到了收益，因为消费者对酱油品牌的忠诚度很高。第二，作为河北省唯一得到授权的铁强化酱油生产企业提高了珍极在行业中的美誉度。第三，铁强化酱油使得我们可以更好地细化我们的客户群。"

2005 年，珍极建立了自己的铁强化酱油宣传办公室，组织了三个团队进行市场计划、宣传推广和开发消费群体。同时，在石家庄市和石家庄的一些县开展了有关铁强化酱油的系列营销活动。2005 年 7 月和 8 月珍极对 580 名员工举办了铁强化酱油产品培训会。另外，珍极还为 3 210 名村医举办了 17 场铁强化酱油科普培训班。

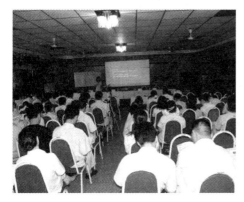
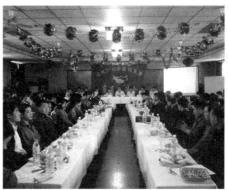

珍极内部培训　　　　　　　　珍极为经销商做培训

在城区，珍极联合零售商在零售店设专柜为铁强化酱油打开市场。一位珍极公司的经理指出："我们认为应该动员零售商，因为口碑的方式有限。2004 年的时候，我们散发了折页、海报和一些礼物给零售商。每张宣传页和海报下面都有一句话：如果消费者能把折页上的内容读完，珍极公司就付给消费者一元钱。这个做法很成功。此外，我们还在零售商店举办了一些体验活动，给酱油产品搭配小赠品。在农村，每购买五瓶铁强化酱油就送一个铅笔盒。为了加强初期的销售，如果消费者把用过的铁强化酱油包装袋退回购买酱油的商店，就返给消费者一角钱。通过这些活动，零售商变成了我们的宣传员。而且，那些严重贫血的患者还会告诉其他人关于珍极铁强化酱油的好处。"

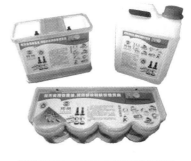
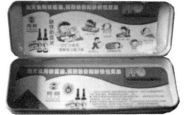

铁强化酱油宣传赠品

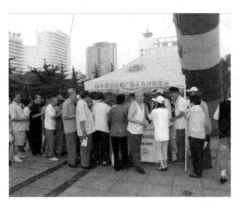
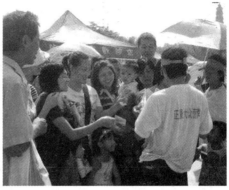

群众领取礼品场面热烈

到目前为止,珍极铁强化酱油的销售量每年翻一倍。从 2005 年 10 月到 2006 年 10 月,珍极共销售了约 13 050 吨铁强化酱油,估计消费人群达到 840 万人。

深度推广

2006 年,河北省疾病预防控制中心发表了一封公开信:《向全省居民推广每天食用铁强化酱油》。除了细化要求以及列出了在示范城市实施项目的具体细节之外,这封信还使官方更为关注此项目,从而采取方法来提升铁强化酱油在大众当中认知度。当地有影响的媒体刊登了这封信并且对一系列签字仪式进行了报道。当地还动员志愿者为市民和零售商发放这封公开信。电视台以及媒体都对此进行了报道。

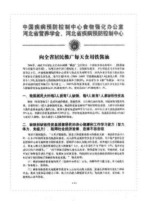
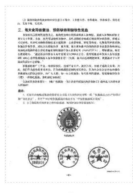
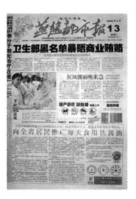
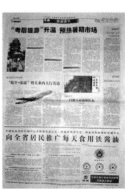

《向全省居民推广每天食用铁强化酱油》的公开信　　　　《燕赵都市报》刊登此公开信

迄今为止,参考在河北省和其他项目省、市、自治区的成功经验,FFO 希望在 2007 年能将铁强化项目的宣传活动推广到黑龙江、辽宁、山东、山西、四川、新疆和浙江等七个省、自治区。FFO 表示:"我们需要扩大这个项目的规模,全国缺铁性贫血患病人群为 2.6 亿人。希望铁强化酱油的宣传能够覆盖 3.6 亿人。为了达到这个目标,我们需要在更多的地区开展工作。"2007 年的工作重点就是给予农村地区更多关注。随着项目的推进，应将所得到的经验系统化，才能在新的项目省份中更加有效地开展工作。

疾控系统已经认识到不能将自己的角色局限在以往的科研和疾病预防工作上，还应在推动和执行政策方面发挥影响力。

珍极：思考今后的发展方向

与此同时，珍极把铁强化酱油年产量提升到 10 万吨的第一阶段项目目标还在进行中（公司年综合生产能力为 20 万吨）。2006 年，铁强化酱油的产量达到了 1.3 万吨。2007 年前 5 个月的产量达到了 0.8 万吨，预期全年销售量将达到 2 万吨。2008 年的目标是达到 4.8 万吨。珍极认为达到 5 万吨的销量才是一个成熟的市场，而 10 万吨的生产计划则显示了珍极的管理层相信产品能够推广到全国的信心。2006 年，珍极铁强化酱油的销售额为 360 万美元，占其当年酱油销售总额的 25% ~ 35%。

回顾珍极的历程，珍极管理层开始信服疾控系统在建立需求方面的能力。CCDC 的陈春明教授表示："城市居民不相信企业广告里的承诺，因此他们也怀疑珍极广告里提到的效果。然而疾控系统的参与带来了不同的影响力，与私营企业不同，疾控系统享有很高的可信度。"此外，通过疾控系统的宣传建立起来的市场正是珍极曾经担心自己无法做到的。

成果辉煌　进军全国

回顾过去，展望未来，疾控系统和珍极为他们迄今为止所取得的合作成果倍感自豪。到 2007 年，铁强化酱油在项目试点地区的覆盖率达到了 100%。当地儿童的贫血率下降，项目获得很大的成功。此外，项目实现了可持续性发展：可以接受的价格、安全。通过社会营销活动提高了大众对缺铁性贫血的认知度和对铁强化酱油的接受程度，从而实现了赢利（附表 7）。

附表 7　消费者对于缺铁性贫血的认知度调查（有关铁营养知识的基线调查结果）

调查日期	调查地点	调查案例	知道铁缺乏可导致贫血人数 /%	认为自己贫血的人数 /%	认知水平
2005	石家庄	400	46.12	16.24	0.2
2005	唐山	400	33.08	18.69	0.2
2005	保定	400	29.51	6.56	0.05

（1）监测地点目标人群的认知度比例：石家庄长安区和赞皇县人群的认知度比例从 2004 年的 20% 提高到 2005 年的 80%，农村地区也达到了 70%。截止到 2006 年，石家庄、保定、唐山和邯郸试点县的人群认知度达到了 90%，

在农村地区也达到了 80%。

　　（2）项目地区铁强化酱油的人群覆盖率：2006 年达到 72%。

　　（3）河北省已经购买过铁强化酱油的人数：2006 年约达到 840 万人。

　　（4）铁强化酱油在项目地区的消费比例：河北省四个项目城市的目标人群达到 24%。

　　（5）在项目地区零售点的铁强化酱油市场占有率：2006 年达到 40%。

　　（6）在监测地点目标人群缺铁性贫血的下降比例：石家庄成年女性下降 25.77%；保定成年女性下降 26.47%；石家庄儿童下降 30.23%；保定儿童下降 14.91%。

　　来源：河北省疾病预防控制中心

　　2007 年 5 月，FFO 与大型超市集团家乐福签署合作协议。该协议明确家乐福将免收铁强化酱油的服务费，并允许铁强化酱油企业在店内不定期的举办促销铁强化酱油产品的活动。

　　对于酱油生产企业，这份协议为其创造了一个可以使产品免费进入终端零售市场的难得机会。对于 FFO，此协议则给他们提供了又一个宣传公共健康理念的场所。而对于家乐福，该协议也为其提供了一个以极低成本就可以参与到中国健康和卫生事业建设中的机会。在混杂假冒伪劣产品的市场中，至少家乐福可以保证，店里销售的铁强化酱油有质量保证。

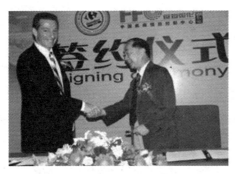 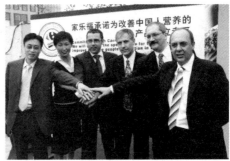

与家乐福签约仪式　　　　　　　　家乐福各店管理人员在承诺牌前

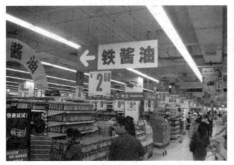 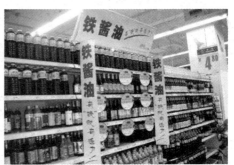

家乐福的铁强化酱油专柜

附录 4

中国铁强化酱油项目
公共卫生服务新模式——思考与挑战

Ho Yew Kee 教授
系主任
会计系
管理学院
新加坡国立大学

Regina Moench-Pfanner
主任
全球营养改善联盟 – 新加坡办事处

Yap Chee Meng 教授
副院长
工程学院
新加坡国立大学

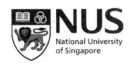

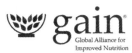

　　我们诚挚感谢来自中国疾病预防控制中心各位同事和全球营养改善联盟全体职员在接受访谈、安排实地考察和提供与中国铁强化酱油项目实施相关的专有资料上所提供的帮助。参与人员名单列于本研究报告结尾部分。本案例研究并非评估性质的研究，但旨在总结经验，并以期为将来类似公共卫生项目的实施提出可供参考的建议。

2014 年 5 月 1 日，全球营养改善联盟（以下简称 GAIN）在经过 10 年时间，投入 460 万美元后，对中国铁强化酱油（以下简称铁强化酱油）项目的最新进展情况进行了总结，内容包括项目整体进度的新动态，以及投入 150 万美元的项目二期接近尾声而持续出现的一些挑战。中国铁强化酱油项目作为全球第一个也是最大的一个铁强化酱油项目，GAIN 希望能更好地了解该项目的经验，以便与相关项目分享。GAIN 新加坡办事处主任 Regina Moench-Pfanner 博士联合新加坡国立大学会计系系主任 Ho Yew Kee 教授及工程学院副院长 Yap Chee Meng 研究了该项目的推广实施和拓展，并对来自公共和私营部门的项目合作伙伴进行了访谈，以期从中汲取经验，为将来类似性质的项目能够快速有效实施提供指导。

铁强化酱油项目的背景

缺铁性贫血 [1]（以下简称 IDA）是一个已得到充分证实的公共卫生问题，威胁着近 16.2 亿人口 [2] 的健康，尤其是对孕妇 [3] 和学龄前儿童 [4] 的生长发育带来长期负面影响。铁缺乏对孕妇的影响包括造成"胎儿早产及随之而来的新生儿体重偏低，并有可能导致新生儿亚健康"。一项发表于 2013 年的针对中国农村地区孕妇患 IDA 对儿童智力发育影响的研究表明，"妊娠晚期产前 IDA 会影响儿童的智力发育，即使孕妇罹患的 IDA 在妊娠期间没有得到纠正，产前补充足量的微量元素铁仍然可以保护儿童智力发育 [5]。"中国疾病预防控制中心（以下简称 CDC）的一项全国性调查表明，25% 的中国儿童和 20% 的中国妇女患有 IDA [6]。然而，必须注意到，中国的地域差异导致 IDA 的分布不均，贫困地区的 IDA 情况更为严重。浙江省德清县是 IDA 高发区，该县下辖 11 个镇和 1 个开发区，拥有 43 万常住人口和 11 万外来流动人口。其中有 3 个镇（雷甸镇、新安镇和武康镇）被选为铁强化酱油项目的试点地区。在项目启动时，这三个试点镇 15～54 岁女性基线贫血患病率在 21.2% 到 40.5% 之间，均值为 31.1% [7]。这意味着在这三个镇中每抽取 10 名女性就有 3 名罹患 IDA。

1　本研究采用了世界卫生组织发表的《缺铁性贫血评估、预防和控制—项目管理指南》（WHO/NHD/01.3 号文件）中对缺铁性贫血的功能性定义。缺铁性贫血是指"体内可利用铁缺乏并出现危及到机体组织的铁供给的症状"，从而导致出现"血红蛋白浓度下降至低于正常水平"的症状。"低于正常水平"是指"个体血红蛋白浓度低于生活在同一海拔高度的其他同性别同龄正常人群分布均值 2 个标准差（-2SD）"。

2　该值相当于全球人口的 24.8%。世界卫生组织，《1993—2005 年全球性贫血的流行》，2008。

3　同上，估计患 IDA 的孕妇人数为 5 600 万，占孕妇总人数的 41.8%——按比例计算的第二大群体。

4　同上，指 5 岁以下儿童，该人群组成了按比例计算的最大群体——47.4%，估计患病人数为 2 亿 9300 万。

5　对于解决 IDA 问题，补充和强化是两个完全不同的概念。本研究引述的关于孕妇的内容表明医疗卫生干预措施对解决 IDA 问题的重要性。

6　Suying Chang, Lingxia Zeng, Inge D. Brouwer, Frans J. Kok, and Hong Yan, "Effect of Iron Deficiency Anaemia in Pregnancy on Child Mental Development in Rural China", *Paediatrics*, 2013:131（3）:e755-e763.

7　在非孕妇女中该比率为 30.2%，其 95% 置信区间为 28.7%～31.6%。世界卫生组织，《1993—2005 年全球性贫血的流行》，2008。

在这些农村地区，并没有简单或经济有效的方法来帮助那些 IDA 最严重的居民。解决这一问题的一个有效方法是增加膳食中铁的摄入量。中国 CDC 研究利用强化食品来解决农村居民膳食中缺铁的问题。酱油是中国食品烹饪中不可或缺的调味品，从 1997 年到 2002 年，中国 CDC 开展了应用铁对酱油进行强化的科学和技术可行性验证。于 1997 年召开的中国食物强化研讨会（简称 FFW）论证了酱油是铁强化剂的有效载体，该研讨会也成为了铁强化酱油项目的催化剂。卫生部于 2002 年批准在酱油中加铁；次年中国疾病预防控制中心食物强化办公室（以下简称 FFO）成立，该机构的设立有力推动了铁强化酱油项目的实施。GAIN 为中国铁强化酱油项目一期提供的 300 万美元的资金资助同样具有重要意义，这笔资金确保了铁强化酱油的生产、营销和公众宣教等活动得以开展。铁强化酱油项目一期从 2003 年持续到 2008 年，旨在令 IDA 患者知晓和食用铁强化酱油。项目一期取得了两项重要成果：一是提升了公众对铁强化酱油的认知；二是提高了铁强化酱油的普及率。这为 2010 年开始启动的项目二期奠定了坚实的市场化基础。因为项目二期的工作重点是通过调研铁强化酱油的市场动态并探索以包括酱油生产企业、行业协会、经销商、零售商和最终消费者等众多参与方之间的共同合作模式来维持铁强化酱油的可持续发展，因此二期至关重要。GAIN 继续发挥着至关重要的作用，提供了重要的资金保障（150 万美元）以推动项目二期可持续模式的不断发展。附图 4-1 显示了铁强化酱油项目两个阶段的不同工作重点。一期的工作重点是铁强化酱油的生产和认知宣传。二期的工作重点则是铁强化酱油的营销推广。

本案例研究分析了在创建和维系这种可持续发展模式特别是对铁强化酱油营销和市场推广支持过程中所采取的行动和遇到的挑战。此外，本研究也试图总结经验，并探讨如何能够在将来对其加以应用。

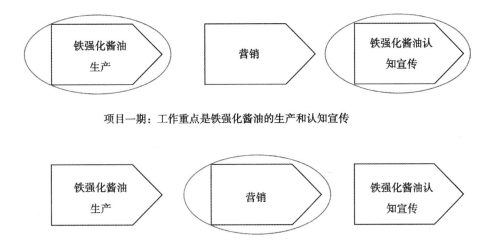

项目一期：工作重点是铁强化酱油的生产和认知宣传

项目二期：工作重点是铁强化酱油的营销

附图 4-1　项目两个阶段的重点

附图 4-2 所示的学识日程表对铁强化酱油项目一期和二期的主要工作重点进行了很好的概括总结。该图展示的是一个以"健康效果"（HE）为 Y 轴、以"推动模式效果"（DE）为 X 轴的 3×3 矩阵图。健康效果用来度量干预措施应用在实际人群的情况下对健康产生积极效果的成熟度。本研究以三个不同的水平来界定成熟度。成熟度处在最低水平（Low^{HE}），说明干预的效果还有待证实。随着时间的推移，干预措施被证实具有效果，但就实际操作而言该干预措施在实际人群条件下未必有效。最后，当干预措施已证实在实际人群条件下切实有效时，项目成熟度达到最高水平（$High^{HE}$）。推动模式效果是指推动模式在将干预措施推广应用到最终受益人群的效果。同样的，推动模式效果也被分为三个不同的水平。最基本的水平是推动模式仍不可扩展（Low^{DE}）。下一级水平是推动模式可扩展，但仍不可持续。最后，当可扩展的推动模式在中期或长期情况下仍然可持续时，该模式即发展为成熟模式（$High^{HE}$）。这里所说的可持续是指在其他因素不变的前提下市场机制或政府管制使得该推动模式能够在没有进一步外界干预的情况下持续稳定有效。

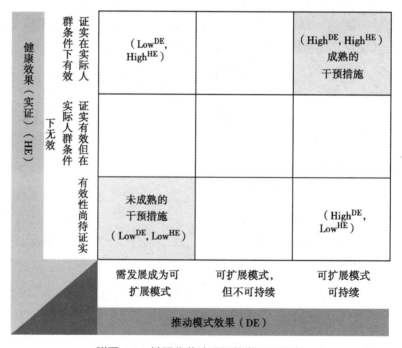

附图 4-2　铁强化酱油项目的学习日程表

来源：GAIN 内部管理工具。

以附图 4-2 为讨论框架，在铁强化酱油项目的启动阶段和最初的几年里，铁强化酱油的健康效果需要实证来支持其有效性。铁强化酱油一开始是作为一项尚未成熟的新兴干预措施（Low^{HE}）将铁添加到酱油中以帮助缓解 IDA 问题。根据项目一期的进展报告，在实施铁强化酱油项目的试点地区，女性基线 IDA 患病率为 17%（北京）到 50%（其他 11 个试点地区）。该患病率在项目实施一年后降至 15%（北京）到 40%（其他 11 个试点地区），并在实施 2 年后降至 23%（3 个试点地区）[8]。浙江省德清县项目二期的实施结果[9]显示，经过 15 个月的干预后，585 名 15~54 岁女性的 IDA 患病率从 31.1% 降至 21.9%，降幅达 9.2%[10]。这些结果证明了铁强化酱油能够有效降低人群中育龄妇女的 IDA 患病率（High^{DE}）。但是在该研究中，受益人群无需花钱购买铁强化酱油。那么这种推动模式在保持该项目的有效性上是否具有可持续性，这一点至关重要，因为这是对项目万里长征"最后一公里"或者项目"最终受益人群"的考验，如果推动模型没有效果或从中长期来看不可持续（即一直维持在 Low^{DE} 的状态），那么已被证实具有效果的健康干预措施就会失效。参照附图 4-2，基于当前在实际人群中试验的结果，就健康效果而言铁强化酱油项目处在矩阵的顶行（High^{HE}）。但是，为了有效地实现该项目的公共卫生目标，项目应当具备可扩展性和可持续性。

要实现这一点，最简单的方法是由政府从法律上强制规定所有酱油产品必须用铁来强化，就像碘盐项目一样。在这种情况下，不需要说服 IDA 患者相信食用铁强化酱油的益处，就会有铁强化酱油的消费产生，因为只要他们食用酱油就必然会购买到铁强化酱油。但是，中国 CDC 认为，考虑到只有少数[11]人口罹患贫血症并因此需要铁强化酱油，强制性强化措施不再具备可行性。此外，极少一部分贫血症患者很可能会对强制性铁强化膳食产生不良反应[12]。这意味着只要没有确凿的证据表明强制性铁强化酱油含量减至最适合实际人群，就不可能获得政治上的支持将强制性铁强化酱油作为一项全面的公共卫生干预措施来实施。

扩增型市场模式

铁强化酱油项目启动后即采取了"两个轮子一起转"的扩增型市场推动模式[13]，政府

8　Michael Jarvis 和 Berangere Magarinos 在世界银行学院案例研究系列文章《两个轮子一起转：中国铁强化酱油项目的合作伙伴关系（上）》中记录了这些结果。

9　Michael Jarvis 和 Berangere Magarinos 在世界银行学院案例研究系列文章《两个轮子一起转：中国铁强化酱油项目的合作伙伴关系（下）》中记录了试点项目的实施结果。

10　中途退出率为 3.9%。

11　根据 2002 年全国营养调查的结果，估计中国贫血症患者的人数达 2 亿 7 300 万人，发病率为 20.1%（全国总人口 13 亿 6 千万）。该数值高于全球许多国家，但鉴于中国的人口状况并考虑到相对需要优先解决的卫生事项和有限的资源，贫血会是一个不太受重视的公共卫生问题。

12　有存在副作用的案例记录，特别是 60mg 或以上较高剂量的情况下。副作用包括：上腹不适、恶心、腹泻、或便秘，大便颜色发黑。（世界卫生组织《缺铁性贫血评估、预防和控制—项目管理指南》）

13　Michael Jarvis 和 Berangere Magarinos 在世界银行学院案例研究系列文章《两个轮子一起转：中国铁强化酱油项目的合作伙伴关系（上）》。

机构和私营部门之间该模式下建立起合作伙伴关系，将干预措施推广到受益人群当中。铁强化酱油项目之所以采取特有的推动模式有以下几个原因。第一，在 2003 年以前，中国疾控体系一直是作为公共卫生监管部门，包括对食品安全的监管。随着铁强化酱油项目的启动，FFO 推动与私营部门合作以实现共同的目标。这种从监管机构向项目实施合作伙伴的角色转变，代表着一种模式上的重大转换。在项目初始阶段，疾控队伍中有一些担忧，实现这一转变难度很大，但中国疾控系统完成了这一转变。第二，私营部门是该项目得以成功实施的第二个轮子，新的模式不仅要依靠利益驱动，还有赖于作为私营部门的企业社会责任（CSR）。因此，我们争取将私营部门对利润的追求和铁强化酱油项目的目标结合起来，创建出我们所说的扩增型市场模式。第三，非政府组织 GAIN 提供的支持（以财力资源的方式）让两个轮子得以开始转动。尽管 IDA 对儿童智力发育的影响使其成为一个突出的国家公共卫生问题，但其受重视的程度仍低于其他更紧迫的卫生问题，例如应对非典型肺炎或禽流感等传染病问题，或控制高血压和糖尿病等慢性疾病。在政府资源有限且存在上述其他需要优先处理的紧迫事项，对营养问题的支持不足的情况下，GAIN 于 2003 年提供的启动资金使得中国 CDC 能够优先考虑应用铁强化酱油预防 IDA 工作。这一点很重要，否则铁强化酱油项目的市场推广工作可能还要经过一段漫长的酝酿期。此外，GAIN 提供的资金推动中国 CDC 采取创新的扩增型市场驱动模式来推动落实干预措施。这一点体现在附图 4-3 当中，该图展示了在进行铁强化酱油宣传和公共教育过程中使用的一些宣传品实例。如果该项目完全由中国 CDC 有限的预算来开展，那么很可能这些宣传活动就不会出现了。第四，从铁强化酱油项目获批的那一刻开始，就做出了联合地方 CDC 参与项目实施的重要决策，同时应邀参与该项目的私营部门利益相关方包括生产企业、经销商、调味品协会和零售商[14]。

　　这里列出了从初始阶段取得的经验，可总结为三大主题：

　　· 针对部分受重视程度较低的公共卫生问题，来自非政府组织或外部捐助的启动资金至关重要，并很有可能推动国家对公共卫生事项的重点关注；

　　· 可以采用现有组织工作框架的思维方式来创建新的有效推动模式；

　　· 对任何规模可扩展的公共卫生干预措施而言，企业部门的参与非常重要。

　　现在，我们来深入研究与扩增型市场模式相关的各种活动，并着重讨论相关的经验。附图 4-4 以图解方式展示了扩增型市场模式的概要。

---

14 中国 CDC 负责食品安全和公众卫生问题的总体解决方案的制定，并联合地方 CDC 实施。因此，国家 CDC 动员地方 CDC 的支持对于任何公众卫生干预措施的实施都至关重要。地方 CDC 的经费由省政府提供。国家 CDC 通过合作为地方 CDC 提供项目工作经费。

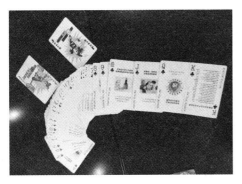

印有铁强化酱油科普知识的扑克牌

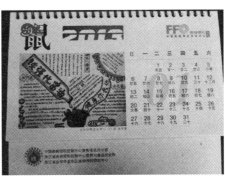

用于公众宣传的台历

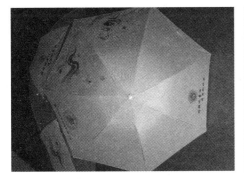

铁强化酱油宣传图样的雨伞

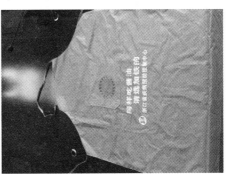

印有铁强化酱油宣传信息的围裙

附图 4-3　宣传品

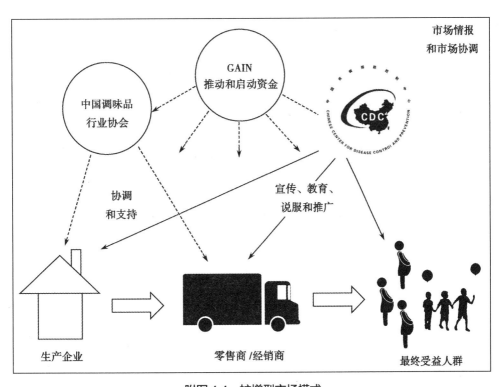

附图 4-4　扩增型市场模式

如附图 4-4 所示，扩增型市场模式里至少包含 5 个主要的参与方：

a. 中国 CDC 和地方 CDC

中国 CDC[15] 是铁强化酱油项目的倡导者，将铁强化酱油带给最终受益人群的建议、工作方向和行动计划基本上也是由其确立。其主要任务是：

·对受益人群进行宣传教育，使其了解铁强化酱油的安全和效果及 IDA 相关知识；

·在省级 CDC 积极参与的省份推行铁强化酱油项目，确保铁强化酱油获得管理层的充分重视；

·招募生产企业以确保铁强化酱油产品在市场上的稳定供应；

·动员说服零售商将产品提供给最终受益人群。

值得注意的是，食品安全和健康效果信息的传播是中国 CDC 的职责所在，因为生产企业和经销商不能宣传铁强化酱油产品的健康效果。中国 CDC 的一个主要职能是向公众介绍铁强化酱油的安全，如果中国 CDC 未能履行好这一职能，将会导致铁强化酱油退出市场。例如，2010 年，有媒体记者报道了一名专家认为铁强化酱油有潜在致癌风险的观点——其结果引发了铁强化酱油安全性的讨论。对此，中国 CDC 的专家联合大众媒体回答读者和听众的问题，向公众保证铁强化酱油的安全性。中国 CDC 的公信力赢得了胜利，而他们对铁强化酱油安全性的主张直到今天仍是主流观点。除了要进行应急公关和应对威胁到铁强化酱油消费者认可度的工作外，中国 CDC 的另外一个职能是对 IDA 患者进行教育，使其了解铁强化酱油项目的益处。对德清县和浙江省 CDC 的参观考察提供大量中国 CDC 在当地进行推广宣传的实质性证据，见附图 4-5。

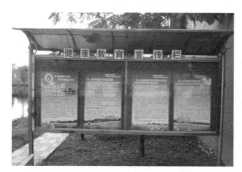 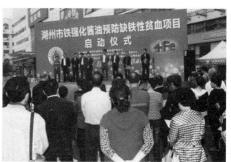

德清县铁强化酱油项目的推行　　　　　　　　　防治 IDA 项目

附图 4-5　中国国家和地方 CDC 发起的推广活动

15 如前问所述，地方 CDC 是相对独立的，因此他们的支持和参与是铁强化酱油项目能够惠及最终受益人群的关键，因为有部分受益人群分布在农村，这些地区只有乡村医务人员或地方 CDC 前往提供服务。省卫生行政部门对项目的支持，保障了地方 CDC 对铁强化酱油项目的实施。

　　宣传教育活动丰富多彩且富有新意，这与集中力度推出的商业新产品进行宣传有点类似。例如，推广活动和宣传品包括：关于铁强化酱油和 IDA 的讲座，社区健康体检，通过短信、报纸、社区宣传栏、社会媒体、电视、重要公众区域的电子屏、新年礼品、挂历、宣传单和横幅等方式。事实上，各地 CDC 进行的铁强化酱油宣传推广活动囊获了新品发布时火爆而成功的广告活动中具备的所有元素。同样的，地方 CDC 也负责监控项目进度，并在类似抽样调查等基层活动中对最终受益人群进行宣传教育。

　　各地 CDC 的这些多元化多层次推广工作已见成效。附图 4-6 展示了在农村家庭和零售商店中普及的铁强化酱油产品。部分消费者在促销推广期之后仍继续食用铁强化酱油。然而，和许多依靠推广来促销的商品一样，随着推广促销活动力度逐渐减弱，销量也随着时间推移而衰减。这并不意味着超市中完全不提供铁强化酱油产品，只是收缩了其陈列空间。例如，在我们造访的一个村庄里，中国 CDC 最后一次社区推广活动结束后 6 个月，铁强化酱油产品仍继续被陈列在货架上（附图 4-6）。

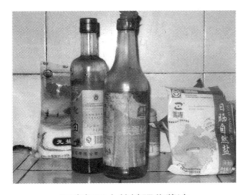 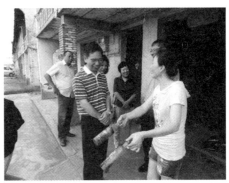

厨房架子上的铁强化酱油　　　　　　　　村民展示铁强化酱油瓶子

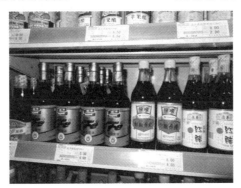

城镇超市货架上提供的铁强化酱油产品

附图 4-6　铁强化酱油产品在农村的普及

店主表示她不会将铁强化酱油产品下架，因为铁强化酱油产品的销售仍然可以为她带来利润，但是她会给它分配一块较小的货架空间，因为其他酱油产品能产生更多收益。各级 CDC 面临的挑战是通过创造出更加可持续的需求来激励生产企业和零售商继续生产和提供铁强化酱油产品。

中国 CDC 还致力于与生产企业和经销商保持互利共生关系，以鼓励他们继续确保向最终受益人群提供铁强化酱油产品。中国 CDC 能够通过号召生产企业和经销商担负起企业社会责任并根据他们所承担的市场创造活动来说服他们参与项目。同时，与中国 CDC 合作的铁强化酱油生产企业获准在其铁强化酱油产品上使用附图 4-7 所示的铁强化酱油标识，借此从中国 CDC 的宣传活动中受益。

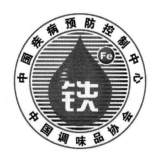

附图 4-7　铁强化酱油产品的认证标识

这个标识非常重要，因为它向消费者提供了该产品经过强化并获得中国 CDC 标识使用认证的保证。对消费者来说，未获认证的产品不一定具备同样的质量保证，它们有可能是假冒伪劣产品。中国 CDC 每年都会进行抽样调查，以确保产品如他们声称的那样是经过强化的，并符合强化标准。一些早期生产企业对以下经历有所体会，该标识能让他们的产品与众不同，而生产铁强化酱油能够帮助他们向市场传递其产品具备卓越品质的信号。然而，这些早期生产企业中有一部分随后改变了主意并放弃了他们的铁强化酱油产品，这是因为销售这些产品对他们而言无利可图且无以为继。产品差异化策略并没有为他们带来预期受益。然而，根据我们去家乐福考察过程中所观察到的，生产带有该标识的铁强化酱油产品确实会促使部分门店购置该产品。

b. 零售商、生产企业、调味品协会和经销商

在"两个轮子一起转"的概念中，由私营部门来补强政府职能的。但私营部门的主要目的是营利。企业履行其社会责任的根本动机是指望回馈社会的举动所产生的社会声誉会为其带来丰厚回报。这里的声誉可以解读成提升了品牌知名度从而最终带来更多的销量和利润。因此，如果提供铁强化酱油产品并不能产生足够的利润，那么企业就会像任何一个理性决策者制定投资决策那样重新审视他们对铁强化酱油产品的投入并根据相应情况减产减量。

在项目初始阶段受邀参与铁强化酱油产品生产和营销的很多企业参与进来的原因是相

信这一产品创新设计可为产品差异化提供来源。在项目二期的开始阶段，共有 17 个品牌贡献了 56 种不同档次和包装的铁强化酱油。但随着时间推移，两家企业因为铁强化酱油产品周转缓慢而退出项目，特别是在各级 CDC 逐渐减少宣传推广和社区参与活动及广告投放之后。尽管如此，在二期的评审阶段，仍有 17 个品牌 55 种不同的档次和包装保留了下来。

无视铁强化酱油产品销售缓慢且利润率低的状况仍继续销售并对其投资，企业之所以这样做，是想通过企业社会责任来打造品牌知名度从而获得回报。例如，大型连锁超市集团家乐福通过其社会服务部门和企业社会责任平台家乐福（中国）食品安全基金会（以下简称 CCFFS）为铁强化酱油事业做出贡献。2007 年 5 月 24 日，CCFFS 与 FFO 签署了长期协议，协议明确永久性免收铁强化酱油产品上架费，铁强化酱油不受淘汰机制的约束，并为 FFO 推荐的供应商划分出摆放铁强化酱油产品的永久专用货架。来自家乐福的上述支持降低了经销商和生产企业在中国家乐福商场进行其铁强化酱油产品布货的成本，从而确保了铁强化酱油产品的持续供应。附图 4-8 展示了家乐福为铁强化酱油产品的促销推广而留置的货架空间。由于主要货架空间原本可用于摆放其他周转速度更快和利润更高的产品，所以家乐福需要担负较高的机会成本。CCFFS 在推广铁强化酱油上所做的不仅仅是提供货架空间。CCFFS 组织举办了不少推广活动，包括食品安全国际研讨会、健康论坛、食品安全周、营养周和强化食品宣传周。考虑到家乐福在 73 个城市拥有 238 家门店，这些举措的成效不容忽视。

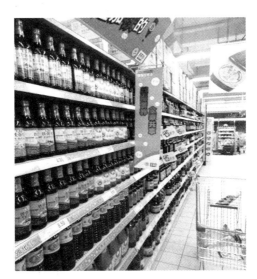

附图 4-8　家乐福设置货架空间专区支持铁强化酱油

家乐福的参与具有极强的激励作用。但是不足之处是家乐福一般在城市或较大的城镇开店营业，尽管就目前而言这些地区的 IDA 情况比不上农村地区那么令人担忧[16]。这意味

---

16 虽然家乐福也在部分二三线城市开店营业，但影响范围只限于城市居民。

着铁强化酱油产品的供应可能无法普及到最需要它们的地区。

将关注点转向生产企业，我们会注意到这个行业一直在不断整合——国内的酱油生产企业数量已经从10年前2 000多家缩减至现今的100家左右。中国CDC成功地将国内最大的酱油生产企业佛山市海天调味食品有限公司（以下简称海天）动员为铁强化酱油产品生产企业中。2012年海天酱油约占中国酱油总产量的8%，第二大生产企业的产量占比约为5%[17]。海天在市场上拥有200余种酱油品牌，其中包括四大铁强化酱油产品线——特级和一级生抽以及特级和一级老抽。但铁强化酱油在其总产量中所占比例低于0.01%。为约访海天副总裁兼高级工程师黄文彪先生，我们前往海天设在广州佛山的总部进行了参观考察；考察发现铁强化酱油的销量保持稳定，能够满足可持续销售的需求。但黄先生表示，虽然对于利润率很低的铁强化酱油，海天并非志在盈利，而是将其作为企业社会责任看待，但还是希望能够达到更高的销售额。因为海天的高管相信该项目有利于社会，所以海天早在10年前就开始生产铁强化酱油以支持该项目，其目标是提供持续不断的支持。从这个角度而言，海天一直致力于将铁强化酱油业务做大，因为任何严重的市场萎缩都会迫使其退出市场。如果铁强化酱油产品的销量脱离其内部基线销量呈现大幅下滑，那么对其而言是一个市场信号，表明铁强化酱油产品不是能够实现公共卫生目标的有效机制。海天认为由中国CDC来负责铁强化酱油效果的宣传工作非常重要，因为由海天来举办任何宣传活动都会受到消费者的质疑。而且，国家法规禁止企业直接宣传其产品的健康效果。企业希望中国CDC继续与其他政府部门合作通过提升公众对IDA和铁强化酱油的认知来发展铁强化酱油市场。

中国调味品协会（CCIA）已经在多个省份成功招募了一系列经销商作为铁强化酱油推广的合作伙伴。为避免不必要的矛盾和竞争，每个区域只指定一家经销商。附表4-1列出了铁强化酱油的特约经销商。

这些经销商的共同合作是项目成功的关键因素。CCIA在调动鼓励其会员支持铁强化酱油项目上发挥了重要作用。此外，他们还通过调研并整理校对会员提供的关于铁强化酱油生产、营销和销售的数据来向中国CDC提供市场信息。

附表4-1　铁强化酱油项目的经销商

省份（直辖市）	经销商
浙江	温州新纪元食品有限公司
山东	青岛永生调料有限公司
广东	广州渝龙工贸有限公司
河北	保定市南市区永昌商贸

17 《中国酱油产业和市场的发展近况》，2013，中国调味品协会．

省份（直辖市）	经销商
吉林	长春汇成食品经销处
北京	北京雄纪祥贸易有限公司
贵州	贵州德顺工贸有限公司
江苏	南京方川科工贸有限公司
上海	上海荣进实业有限公司
辽宁	大连大雷物流贸易有限公司
河南	郑州阳明食品有限公司

例如，CCIA 向中国 CDC 提供了以下关于铁强化酱油市场份额的信息：

"在 GAIN 的支持以及各级 CDC、相关行业协会和企业的共同努力下，铁强化酱油成为重要且发展良好的酱油类型。铁强化酱油在消费者市场上知名度很高，在国家和地方品牌的产品结构中都能找到其身影，全国范围内均有销售，包括新疆和海南。但是，由于中国消费者对食品添加剂持有偏见、国家对特殊营销渠道的限制及其他与商业环境相关的原因，铁强化酱油的总产销量与期望值仍存在较大差距。铁强化酱油的主要消费对象是家庭，年产销量在 6 万到 12 万吨之间，占家庭酱油消费总量 165 万吨的 3.6% ~ 7.2%……"[18]

CCIA 副会长白燕表示："CCIA 是支持铁强化酱油项目的，协会将努力推动生产企业、经销商和消费者之间的共同合作。事实上，CCIA 已经聘用了一名职员作为顾问来提供关键信息并协助生产企业、经销商和消费者推广该项目。"这些支持行动完善了从生产企业到最终受益人群的整个扩增型市场模式，从而起到至关重要的作用。尽管得到了来自CCIA 的积极配合，但我们仍面临两个严峻的挑战。首先，铁强化酱油的销售必须对生产企业和经销商都具有经济意义，从长远来看仅仅依靠商业声誉和企业社会责任行为不具备可持续性。目前铁强化酱油供过于求，而部分生产企业、零售商和经销商的上下游利益相关方已经在放弃铁强化酱油产品。其次，尽管一些规模较大的企业仍在坚持参与该项目，但大量小生产商和零售商都已经选择了退出。这种发展形势导致无法满足农村市场的需求，因为大型零售商的业务主要集中在城市。产品传输供应渠道与目标受益人群之间出现了错位，这样的问题难以化解。CCIA 认为，只要中国 CDC 能持续不断地支持教育和健康促进宣传活动，使得所创造的市场需求大到足以让市场机制能够维持稳定的供求平衡，那么铁强化酱油项目还是可行的。人们担心，在缺少中国 CDC 持续支持的情况下，铁强化酱油项目将不会长久运行下去，除非能够解决市场模式中需求层面的问题。

我们对一家大型经销商进行了参观考察，实地了解了铁强化酱油营销所面临的挑战。广州市渝龙工贸有限公司市场总监黄国全先生表示，虽然铁强化酱油市场已经被创造出来，但

18 同上。

它非常不平衡。整个零售市场规模很小，且严重依赖像家乐福这样的大型零售商，将其作为主要零售商和后盾。如果要让产品普及到最终受益人群，那么就必须完成对二三级超市的覆盖。但是覆盖的成本非常高。单个商店要布上货品的一个库存单元，也就仅仅是一个品牌的一条特定产品线，需要的成本可能超过 1 000 人民币。此成本可能不是由生产企业承担就是经销商支付，取决于具体协定。鉴于固定成本如此之高，因此市场机制决定了零售商和经销商会将重点放在那些周转率高且利润丰厚的产品，这点是可以理解的。要想令铁强化酱油实现可持续发展，就需要满足市场的双重要求：高成交量和高利润率。实现这两项要求有利于促进产品的店内促销力度——尽管经销商或生产企业可能很乐意在店内促销上花钱，但商店可能不会允许安排这类促销活动，除非能达到某个特定的最低销量水平。因此，铁强化酱油市场规模较小限制了市场覆盖率，使商业推广活动无法触及潜在顾客群。

如果铁强化酱油市场规模较小的状态持续时间过长，可能会引发恶性循环。对经销商而言，如果他们不能让产品流转的足够快，那么继续投入必要的流动资金来持有铁强化酱油产品库存会有财务上的困难。随着时间的推移，他们可能不得不放弃会进一步萎缩市场的产品。因此，黄先生坚信要维持和扩展铁强化酱油市场就需要吸引消费者并对他们进行宣传教育。他认为这就是中国 CDC 的核心作用。因为生产企业、经销商和零售商都会很谨慎小心并有选择性地使用自己有限的广告和推广预算，只将其花费在能获得良好投资回报的产品上，所以除非铁强化酱油产品能产生较好的回报，否则这些市场主体不太可能会对这些产品进行大力宣传推广。中国 CDC 和非政府组织在铁强化酱油的市场建设活动上应当发挥主要作用，至少要一直持续至市场规模扩大到足以使一般私营部门确信有必要进行宣传费用和资金投入。

c. 消费者

消费者是推广供应链的终端——推广活动的终极目标。该项目向我们揭示了能够影响铁强化酱油项目成败的消费者行为。铁强化酱油产品目前的售价与同档次非强化酱油持平或比其略高。这套定价策略是根据项目初期汲取的经验决定的。铁强化酱油首次推出市场时，为了吸引消费者购买铁强化酱油产品并借此创造市场需求，其定价低于同档次其他酱油。但是，低价策略产生了让人意想不到的负面效果，因为作为"理性"的消费者，他们对铁强化酱油的效果产生了怀疑。他们从逻辑上这样推断：因为需要添加额外成分，所以强化酱油的生产成本应当更高，这样一来铁强化酱油产品的售价也应该更高而不是更低。于是他们得出如下结论，市场上的铁强化酱油产品肯定要么是噱头要么是假冒伪劣产品。该项目从利用低价策略来创造铁强化酱油市场是如何会产生反效果并造成消费者对产品的不信任中吸取了重要的经验。

铁强化酱油的需求似乎对以该产品的名义开展的促销活动很敏感。家乐福注意到，每当举办健康促销推广活动或有 FFO 的工作人员参与时，铁强化酱油销量就会飙升。一旦促销推广活动结束，铁强化酱油产品的销售就会减缓。某经销商也同样发现了，在促销期内需求强劲而旺盛，但促销期结束后需求量就会降至促销期时的 3% ~ 4%。因此，在铁强化酱油产品市场创建的"认知 - 试用 - 重复"购买模式中，促销活动起到提升目标市场对铁强化酱油认知的作用。促销活动取得了显著成效。有时促销活动期间会向消费者派发免费样品——从而实现让消费者尝试铁强化酱油新产品的目的。然而，市场是要依靠曾试用过产品的消费者重复购买该产品来维持的——非正式证据显示，试用过铁强化酱油的消费者中重复购买率低于 10%。该数值之低令人担忧，同时也解释了为什么海天和渝龙观测到的铁强化酱油需求量会如此之低。

铁强化酱油在消费者中需求量低的原因是多方面的。消费者可能并不知晓 IDA 问题，毕竟这并不是一个家喻户晓并经常被讨论的健康问题。例如，浙江省在 2 年前出台了一项健康筛查项目，但筛查过程中 IDA 问题并没有特别突出。即使对那些已经知晓 IDA 的人而言，他们也并不确定 IDA 对健康的影响，从而不确定是否有必要对此采取措施。最后，部分消费者仍无法确定铁强化酱油在防治 IDA 上的效果。

消费者对酱油的选择受媒体、味道和口碑等因素的影响。考虑到铁强化酱油产品在生产企业的业务中只占据如此小的比例，他们是不会在铁强化酱油上耗费其广告和促销预算的。此外，法律规定约束了他们对其产品进行相关健康宣传的能力。因此，通过媒体培养起来的品牌忠诚度会偏向那些非强化酱油产品。虽然味道盲测结果已经证明铁强化酱油产品和非铁强化酱油产品的口味并没有显著差异，但消费者还是会继续揣测添加铁强化剂肯定会改变酱油口感，导致他们不会选择铁强化酱油。受媒体影响和心理"口感"因素作用形成的消费者口碑往往会强化对非铁强化酱油产品的偏好。打造消费群体和提高需求量，另一方面是要结合现行的医疗卫生政策和计划缓解中国贫困社区的医疗健康问题。例如，为改善贫困地区的婴幼儿营养摄入而推出的"营养包"[19]计划。此外，还可以开展跨部门合作将铁强化酱油作为改善个人整体健康状况的措施加以推广。例如，中国 CDC 与教育部合作将铁强化酱油引进到贫困县区的学校食堂。

因此，可以预见，要从 IDA 和铁强化酱油对健康的影响以及铁强化酱油可持续市场的创建这两条战线上双管齐下来影响消费者，还有许多工作需要做。主要酱油生产企业海天和主要经销商渝龙已经打响了第二条战线上的战斗。

主要经验

从以上针对项目二期铁强化酱油扩增型市场模式的讨论中，我们总结出以下主要经验：

1）不管是在将 IDA 提升成为公共卫生重点关注事项上，还是在将铁强化酱油作为防治 IDA 的措施而为其启动营销、推广和教育活动提供支持上，GAIN 提供的启动资金都起

---

19 营养包是另一种类型的辅食营养补充品，是以全脂大豆粉为基质混合而成的微量营养素粉；营养包作为试点项目在全国 300 多个贫困县推行，该计划由国家卫生与计划生育委员会和财政部拨出 3 亿元人民币的预算费用进行资助。

到了关键作用。

2）在"两个轮子一起转"的概念中，政府部门与私营部门的合作至关重要。政府负责领导教育和公共卫生战略，包括发出将该项目作为重点优先事项的建议，积极吸纳专业知识并将其引导到项目中。生产企业、经销商和零售商等市场主体则利用市场机制作为有效途径将有益的产品提供给最终受益人群。

3）要实现长期可持续发展，铁强化酱油产品就必须具备经济意义，而政府、非政府组织、生产企业、经销商和零售商之间可能需要就此进行成本分摊。政府和非政府组织可能需要承担教育、宣传推广和广告等成本，以便为生产企业和零售商创造需求。如果不能创造一个可独立发展的市场空间，则会阻碍市场机制的运行——早期市场主体将会退出市场。单靠商业声誉和企业社会责任只能让生产企业、经销商和零售商支持扩增型市场模式。最终市场模式须依靠能让各个市场主体实现合理盈利的供求平衡来维持。

4）创造可持续市场的最后一方面是政府展开高层次跨部门合作以解决 IDA 问题。例如，教育部有统管寄宿学校特别是农村地区寄宿学校的职权。如果中国 CDC 与教育部门合作推动寄宿学校的食堂使用铁强化酱油，就能提高对铁强化酱油的需求。这将为铁强化酱油创造可持续需求，并激励生产企业和零售商继续留在市场上。

5）从商业角度来看，本案例研究还表明，采用低价入市策略来定位现有的铁强化产品可能会适得其反，因为理性的经济消费者认为添加强化剂理应导致产品价格上涨。消费者进而产生了怀疑，更加不愿意购买这些"更好"但更便宜的产品，因为他们认为世上没有所谓免费或廉价的午餐。当这些更好的产品原来竟然还有额外的健康效果时，就特别成问题了。

6）我们还了解到可被视为实现铁强化酱油生产的可持续发展备选方案中其他经济机制目前尚不可行，例如引进由行业融资的通用铁强化酱油推广基金，因为中国还没有达到足够的成熟度来管理这样一个公私合营基金。

结论

本案例研究考察分析了铁强化酱油项目营销和推动模式的有效性。从案例研究中汲取的经验可用来指导将来的强化项目。铁强化酱油项目在一期证明了其健康效果的情况下于二期进入了自我持续发展的关键阶段。案例研究考察分析了将生产企业、经销商、零售商、行业协会、中国 CDC、地方 CDC 和最终受益人群联系起来并由 GAIN 提供大量资金支持的扩增型市场模式 [20]。

---

20 从非政府组织的角度来看，GAIN 提供的 460 万美元可以算得上巨额资助款。但是，考虑到中国的人口密度，这一数额虽然可以资助到大量个体，但相对于中国人口而言仍然只能算是杯水车薪。必须创建一个自融资且可持续的推动模式才能维持项目持续运行。

GAIN 提供的资金极为重要，因为这笔资金有助于让 IDA 和铁强化酱油项目成为重点优先事项，并促使建立市场模式来实施 IDA 干预措施。在铁强化酱油项目的初始阶段，市场主体之间的合作最为关键也最为有效，因为此时生产企业和零售商将铁强化视为在竞争激烈的市场中实现其产品差异化的途径。虽然产品差异化并没有达成预期的盈利目标，但大部分生产企业和零售商都选择留在市场上。但要想保持市场活力，通过各级 CDC 不断实施推广、教育和宣传活动来维持铁强化酱油的销售势头非常重要。只要需求量足够大，市场模式就会起作用——如果宣传推广和教育活动停止，那么就中长期而言这种扩增型市场模式很难维持下去。没有经济上可独立发展的市场，市场机制就无法起作用。必须不断通过各地 CDC 的活动来支持和提高铁强化酱油的收益率和销量，直到铁强化酱油本身具备了市场吸引力，这样才能确保私营部门会在其身上投入促销资源。

我们需要采取行动努力使扩增型市场模式实现可持续发展。GAIN 资助的行动已经取得了一些成果——在本项目实施区域内的最新调查显示贫血患病率已降至 12%[21]——虽然在缺乏任何大规模调研的情况下很难将上述贫血率的下降与 GAIN 的项目直接挂钩，但非正式证据加上在德清县的小范围调查结果都反映了 GAIN 的措施所起到的积极作用。尽管如此，要推动铁强化酱油实现可持续发展的目标，依然任重而道远[22]。在政府责任方面，由于青少年儿童 IDA 患病率仍保持相当高的水平，所以中国政府履行了支持和推动铁强化酱油项目的职责，投入 150 万美元经费用于寄宿学校开展铁强化酱油进入食堂的推动。

通过将项目进展情况与附图 4-2 中的学习日程表进行比对，我们发现铁强化酱油最多在健康效果评估中达到成熟——铁强化酱油在实际人群中已被证明可有效防治 IDA。在推动模式方面，利用市场中现有的资源，推动模式当然是可扩展的，但由于铁强化酱油的市场规模还没有扩大到能在没有中国 CDC 干预的情况下仍存在的地步，所以推动模式还不是可持续的。因此，我们会将此项目置于附图 4-2 首行的中间位置。有两种途径可以将铁强化酱油项目由目前的状态推动至附图 4-2 的"成熟的干预措施"状态。首先，我们可通过 CDC 与教育部门合作鼓励或强制规定农村地区的公立寄宿学校使用铁强化酱油来增加对铁强化酱油的需求，就像在农村地区向贫困人口发放营养包一样。其次，中国 CDC、卫生部和教育部等政府部门以及 GAIN 或其他非政府组织可以从铁强化酱油的营养效果出发拨款资助铁强化酱油的教育、推广和营销活动。这将确保认知的提升会推动需求的增加，并使市场主体能够赚取利润，诱使他们留在市场上继续进行生产和销售。

---

21 与中国 CDC 食物强化办公室副主任霍军生研究员的谈话。

22 鉴于中国庞大的人口规模以及儿童因 IDA 导致的长期发育问题而可能产生的潜在 GDP 损失，铁强化酱油的可持续发展有可能是中国将来减少劳动力、生产力和经济效益损失的重要功臣。由于贫血患者多为育龄妇女、老年人和 5 岁以下的儿童，所以这项任务异常艰巨。

参考文献

[1] POSKITT E M. Early history of iron deficiency[J]. British Journal of Haematology. 2003，122（4）：554-562.

[2] KENNETH F K, KRIEMHILD C O. The Cambridge world history of food[M]. Cambridge ：Cambridge University Press. 2000：919-939

[3] 《中华儿科杂志》编辑委员会，中华医学会儿科学分会血液学组，中华医学会儿科学分会儿童保健学组，等 . 儿童缺铁和缺铁性贫血防治建议 [J]. 中华儿科杂志，2008，46（1）：31-34.

[4] 顾景范，杜寿玢，查良锭，等 . 现代临床营养学 [M]. 北京：科学出版社，2003.

[5] 葛可佑 . 中国营养科学全书 [M]. 北京：人民卫生出版社，2004.

[6] 陈卫文 . 几种检测指标在早期诊断儿童铁缺乏中的比较分析 [J]. 职业与健康，2005，21（6）：837-838

[7] WHO/CDC. Assessing the iron status of populations: report of a joint World Health Organization/ Centers for Disease Control and Prevention technical consultation on the assessment of iron status at the population level[M]. 2nd ed. Geneva, World Health Organization, 2007.

[8] WHO.Preventing and controlling iron deficiency anaemia through primary health care: a guide for health administrators and programme managers[R]. Geneva, World Health Organization, 1989.

[9] WHO. Assessing the iron status of populations[R]. Geneva: WHO,2004.

[10] WORWOOD M. Indicators of the iron status of populations: ferritin[R]. Geneva, World Health Organization, 2007: 35-74.

[11] GIBSON R. Principles of nutritional assessment[M]. 2nd ed. Oxford, Oxford University Press, 2005.

[12] LIPSCHITZ D A, COOK J D, FINCH C A. A clinical evaluation of serum ferritin as an index of iron stores[J]. N Engl J Med，1974，290（22）：1213-1216.

[13] COOK J D, LIPSCHITZ D A, MILES L E, et al. Serum ferritin as a measure of iron stores in normal subjects [J]. Am J Clin Nutr，1974，27（7）：681-687.

[14] COOK J D, BAYNES R D, SKIKNE B S. Iron deficiency and the measurement of iron status[J]. Nutri Res Rew，1992，5（1）：198-202.

[15] COOK J D, FLOWERS CH, SKIKNE B S. The quantitative assessment of body iron[J]. Blood，2003，101（9）：3359-3367.

[16] BEGUIN Y. The soluble transferrin receptor: Biological aspects and clinical usefulness as quantitative measure of erythropoiesis[J]. Haematologica，1992，77（1）：1-10.

[17] BEARD J L, MURRAY-KOLB L E, ROSALES F J, et al. Interpretation of serum ferritin of concentrations as indicators of total-body iron stores in survey populations: the role of biomarkers for the acute phase response[J]. Am J Clin Nutr，2006，84（6）：1498-1505.

[18] 邵听军 . 血清转铁蛋白受体在缺铁性贫血诊断中的意义 [J]. 当代医学，2007（23）：60-61.

[19] LIN X M, ZHANG J, TIAN W, et al. Evaluation of serum transferrin receptor for iron deficiency in women of child-bearing age[J]. Bri J Nutr，2008，100（5）：1104-1108.

[20] SUOMINEN P, PUNNONEN K, RAJAMAKI A, et al. Serum transferrin receptor and transferrin receptor-

ferritin index identify healthy subjects with subclinical iron deficits [J]. Blood，92（8）：2934-2939.

[21] MCLEAN E, COGSWELL M, EGLI I, et al. Worldwide prevalence of anaemia, WHO Vitamin and Mineral Nutrition Information System, 1993-2005[J]. Public Health Nutr，2009，12（4）：444–454.

[22] PHIRI K S,CALIS J C J, SIYASIYA A, et al. New cut-off values for ferritin and soluble transferring receptor for the assessment of iron deficiency in children in a high infection pressure area[J]. J Clin Pathol，2009，62（12）：1103-1106.

[23] SKIKNE B S, FLOWERS C H, COOK J D. Serum transferrin receptor: a quantitative measure of tissue iron deficiency[J]. Blood，1990，75（9）：1870–1876.

[24] VENDT N, TALVIK T, LEEDO S, et al. The reference limits and cut-off value for serum soluble transferring receptors for diagnosing iron deficiency in infants[J]. Int J Lab Hematol，2009，31（4）：440-446.

[25] RUSHTON DH, BARTH JH. What is the evidence for gender differences in ferritin and haemoglobin?[J]. Crit Rev Oncol Hematol，2010，73（1）：1-9.

[26] LYNCH S. Improving the assessment of iron status[J]. Am J Clin Nutr，2011，93（6）：1188-1189.

[27] AYOYA MA, SPIEKERMANN-BROUWER GM, STOLTZFUS RJ, et al. Alpha 1-acid glycoprotein, hepcidin, C-reactive protein, and serum ferritin are correlated in anemic schoolchildren with Schistosoma haematobium[J]. Am J Clin Nutr，2010，91（6）：1784-1790.

[28] THURNHAM D, MCCABE G P. Influence of infection and inflammation on biomarkers of nutritional status with an emphasis on vitamin A and iron. In: World Health Organization. Report: Priorities in the assessment of vitamin A and iron status in populations, Panama City, Panama, 15–17 September 2010[Z]. Geneva, World Health Organization, 2012.

[29] ZIMMERMANN MB, HURRELL RF. Nutritional iron deficiency[J]. Lancet，2007，370（9586）：511-520.

[30] COOK J D, BOY E, FLOWERS C, et al. The influence of high-altitude living on body iron[J]. Blood，2005，106（4）：1441-1446.

[31] ZIMMERMANN MB. Methods to assess iron and iodine status[J]. British J Nutr，2008，99（3）：S2-9.

[32] COHEN J H, HAAS J D. The comparison of mixed distribution analysis with a three-criteria model as a method for estimating the prevalence of iron deficiency anaemia in Costa Rican children aged 12-23 months[J]. Int J Epidemiol，1999，28（1）：82-89.

[33] BEARD J L, MURRAY-KOLB L E, ROSALES F J, et al. Interpretation of serum ferritin concentrations as indicators of total-body iron stores in survey populations: the role of biomarkers for the acute phase response[J]. Am J Clin Nutr，2006，84（6）：1498-1505.

[34] WIERINGA F T, DIJKHUIZEN M A, WEST C E, et al. Estimation of the effect of the acute phase response on indicators of micronutrient status in Indonesian infants[J]. J Nutr，2002，132（10）：3061-3066.

[35] LIUZZO G, BIASUCCI L M, GALLIMORE J R, et al. The prognostic value of C-reactive protein and serum amyloid a protein in severe unstable angina[J]. N Engl J Med，1994，331（7）：417-424.

[36] 郑永平，杨壁辉，黄邦汉，等 . 四种急性时相蛋白对肝硬化继发感染的早期诊断价值的探讨 [J]. 中国危重病急救医学，2000，12（7）：413-416.

[37] FEELDERS R A, VREUGDENHIL G, EGGERMONT A M, et al. Regulation of iron metabolism in the

acute-phase response: interferon gamma and tumour necrosis factor alpha induce hypoferraemia, ferritin production and a decrease in circulating transferrin receptors in cancer patients[J]. Eur J Clin Invest, 1998, 28 (7): 520-527.

[38] 杨志寅. 汉英诊断学大辞典 [M]. 北京: 人民卫生出版社, 2010.

[39] 芬兰 Orion 可溶性转铁蛋白受体 (sTfR) 测定 (微粒子增强投射免疫比浊法) 测定试剂说明书 注册标准 YZB/FIN 226－40 [Z].

[40] 叶应妩. 全国临床检验操作规程 [M]. 第 3 版. 南京: 东南大学出版社, 2006.

[41] Recommendations to prevent and control iron deficiency in the United States. Centers for Disease Control and Prevention.[J]. MMWR. Recommendations and reports : Morbidity and mortality weekly report. Recommendations and reports,1998,47 (RR-3).

[42] KHUSUN H ,YIP R,SCHULTINK W, et al. World Health Organization Hemoglobin Cut-off Points for the Detection of Anemia are Valid for an Indonesian Population. [J] J Nutr 1999;129 (9): 1669-1674.

[43] WHO. Nutritional Anemias: Report of a WHO scientific group[Z]. Geneva, Switzerland: World Health Organization, 1968.

[44] KEVIN M. SULLIVAN, ZUGUO M, et al. Haemoglobin adjustments to define anaemia[J]. Tropical Medicine and International Health,2008,13 (10):1267-1271.

[45] BULL B S,FUJIMOTO K,HOUWEN B,et al. International Council for Standardization in Haematology (ICSH) recommendations for "surrogate reference" method for the packed cell volume.[J]. Laboratory hematology : official publication of the International Society for Laboratory Hematology,2003,9 (1).

[46] ASSENDELFT O , BULL B S , FUJIMOTO K , et al. Recommendations for reference method for the packed cell volume (ICSH Standard 2001) [J]. Laboratory Hematology, 2001, 7 (3):148-170.

[47] BEUTLER E, WAALEN J. The definition of anemia: what is the lower limit of normal of the blood hemoglobin concentration?[J] Blood. 2006,107 (5):1747-1750.

[48] CDC. Altitude Hemoglobin Curve and CDC Anemia Criteria which uses the altitude adjustment[Z]. CDC,1995.

[49] DIRREN H,LOGMAN M H,BARCLAY D V,et a1. Altitude correction for hemoglobin[J]. Eur J Clin Nutr,1994,48 (9):625-632.

[50] DALLMAN P R,SIIMES M A,STEKEL A. Iron deficiency in infancy and childhood[J]. Am J Clin Nutr,1980,33 (1):86-118.

[51] COHEN J H, HASS J D. Hemoglobin correction factors for estimating the prevalence of iron deficiency anemia in pregnant women residing at high altitudes in Bolivia[J]. Pan Am J Pub Health. 1999;6:392–396.

[52] 朴建华, 赖建强, 荫士安, 等. 中国居民贫血状况研究 [J]. 营养学报, 2005, 27 (4): 268-271.

[53] 中国学生体质健康调研组. 中国学生贫血状况的动态观察 [J]. 中华预防医学杂志, 2002, 36 (2): 81-83.

[54] 常素英, 何武, 贾凤梅, 等. 中国儿童营养状况 15 年变化分析——5 岁以下儿童贫血状况 [J]. 卫生研究, 2007, 36 (2): 210-212.

[55] 王也飞, 余文红, 杨帆, 等. 网织红细胞血红蛋白含量测定对小细胞贫血分类的意义 [J]. 诊断学理

论与实践, 2010, 9（3）：229-232.

[56] 林果为, 王小钦. 提高临床贫血筛查诊断水平的若干建议 [J]. 诊断学理论与实践, 2010, 9（3）：205-207.

[57] Recommendations for reference method for haemoglobinometry in human blood（ICSH standard 1986）and specifications for international haemiglobincyanide reference preparation（3rd edition）. International Committee for Standardization in Haematology; Expert Panel on Haemoglobinometry.[J]. Clinical and laboratory haematology,1987,9（1）:73-79.

[58] GUNTER E W, LEWIS B G, KONCIKOWSKI S M. Laboratory Procedures Used for the Third National Health and Nutrition Examination Survey（NHANES III）[Z]. 1996.

[59] STEVENS GA, FINUCANE MM, DE-REGIL LM, et al. Nutrition Impact Model Study Group（Anaemia）. Global, regional, and national trends in haemoglobin concentration and prevalence of total and severe anaemia in children and pregnant and non-pregnant women for 1995-2011: a systematic analysis of population-representative data[J]. Lancet Glob Health, 2013, 1（1）:e16-25.

[60] BALARAJAN Y, RAMAKRISHNAN U, OZALTIN E, et al. Anaemia in low-income and middle-income countries[J]. Lancet,2011, 378, 2123-2135.

[61] Centre for Evidence Based Medicine - Levels of Evidence . Oxford Centre for Evidence-based Medicine（CEBM）: 2009.

[62] 中国营养学会. 中国居民膳食营养素参考摄入量（2013 版）[M]. 北京：科学出版社，2014.

[63] 中国营养学会. 中国居民膳食指南（2016）[M]. 北京：人民卫生出版社，2016.

[64] JACKLYN J,REBECCA W,MARK M, et al. Is Higher Consumption of Animal Flesh Foods Associated with Better Iron Status among Adults in Developed Countries? A Systematic Review[J]. Nutrients,2016,8（2）.

[65] KATHRYN B, CATHRYN C, ROZANNE K, et al. Dietary Determinants of and Possible Solutions to Iron Deficiency for Young Women Living in Industrialized Countries: A Review[J]. Nutrients, 2014, 6（9）:3747-3776.

[66] KRAEMER K. Nutritional anemia[M]. Sight and Life Press,2007.

[67] 汪之顼, 盛晓阳, 苏宜香.《中国 0~2 岁婴幼儿喂养指南》及解读 [J]. 营养学报, 2016, 38（2）：105-109.

[68] 冯超, 关宏岩, 朱宗涵. 辅食喂养热点问题及相关研究进展 [J]. 中国妇幼健康研究, 2017, 28（5）：612-615.

[69] WHO. Global strategy for infant and young child feeding[R]. Geneva:WHO,2004.

[70] WHO. Guideline: Daily iron and folic acid supplementation in pregnant women[R]. Geneva, World Health Organization, 2012.

[71] 中国营养学会膳食指南修订专家委员会妇幼人群膳食指南修订专家工作组. 孕期妇女膳食指南 [J]. 临床儿科杂志, 2016, 34（11）：877-880.

[72] 中华医学会围产医学分会. 妊娠期铁缺乏和缺铁性贫血诊治指南 [J]. 中华围产医学杂志, 2014, 17（7）：451-454.

[73] LAKEW Y, BIADGILIGN S, HAILE D. Anaemia prevalence and associated factors among lactating mothers in Ethiopia: evidence from the 2005 and 2011 demographic and health surveys[J]. BMJ

Open,2015,5（4）.:e006001.

[74] 中国营养学会膳食指南修订专家委员会妇幼人群膳食指南修订专家工作组.哺乳期妇女膳食指南 [J]. 中华围产医学杂志，2016，19（10）：721-726.

[75] 朱大洲，张婉，王亚娟，等.乳母膳食与母婴营养关系的研究进展 [J]. 中国食物与营养，2018，24（09）：52-56.

[76] 纪桂元，洪晓敏，蒋琦，等.特殊人群膳食指导 [J]. 华南预防医学，2018，44（3）：295-297.

[77] ABE S K , BALOGUN O O , OTA E , et al. Supplementation with multiple micronutrients for breastfeeding women for improving outcomes for the mother and baby[J]. Cochrane Database of Systematic Reviews, 2016, 2（2）:CD010647.

[78] 孙建琴，张坚，黄承钰，等.《中国老年人膳食指南（2016）》解读与实践应用 [J]. 老年医学与保健，2017，23（02）：69-72.

[79] BIANCHI V E . Role of nutrition on anemia in elderly[J]. Clin Nutr Espen, 2016, 11:e1-e11.

[80] Andrès E, Federici L , Serraj K , et al. Update of nutrient-deficiency anemia in elderly patients.[J]. European Journal of Internal Medicine, 2008, 19（7）:488-493.

[81] ZHANG Q , QIN G , LIU Z , et al. Dietary Balance Index-07 and the Risk of Anemia in Middle Aged and Elderly People in Southwest China: A Cross Sectional Study[J]. Nutrients, 2018, 10（2）:162.

[82] XU X , HALL J , BYLES J , et al. Dietary pattern, serum magnesium, ferritin, C-reactive protein and anaemia among older people[J]. Clinical Nutrition, 2015:444-451.

[83] ALLEN L, DE BENOIST B, DARY O, et al. Guidelines on Food Fortification with Micronutrients[Z]. Geneva, Switzerland: World Health Organization, Food and Agricultural Organization of the United Nations; 2006.

[84] HESS S, TECKLENBURG L,EICHLER K. Micronutrient Fortified Condiments and Noodles to Reduce Anemia in Children and Adults--A Literature Review and Meta-Analysis[J]. Nutrients. 2016,8（2）:88.

[85] EICHLER K, WIESER S, RÜTHEMANN I, et al. Effects of micronutrient fortified milk and cereal food for infants and children: a systematic review[J]. BMC Public Health. 2012 6;12:506.

[86] 中国营养学会膳食指南修订专家委员会妇幼人群指南修订专家工作组.7~24月龄婴幼儿喂养指南[J]. 临床儿科杂志，2016，34（05）：381-387.

[87] DE-REGIL L M , JEFFERDS M , SYLVETSKY A C , et al. Intermittent iron supplementation for improving nutrition and development in children under 12 years of age（Review）[J]. Cochrane database of systematic reviews（Online），2011, 7（12）:CD009085.

[88] PEÑAROSAS JP, DEREGIL L M , DOWSWELL T , et al. Intermittent oral iron supplementation during pregnancy（Review）[J]. Cochrane Database of Systematic Reviews, 2012, 7（4）:CD009997.

[89] PENA-ROSAS, PABLO J . Cochrane Database of Systematic Reviews（Reviews）‖ Daily oral iron supplementation during pregnancy[J]. 1996.

[90] NEUFELD H J , LM DE ln EGIL, DOWSWELL T , et al. Effects of preventive oral supplementation with iron or iron with folic acid for women following childbirth[J]. Cohrane Database of Systematic Reviews, 2017（9）.

[91] LOW M S Y,SPEEDY J,STYLES C E,et al. Daily iron supplementation for improving anaemia, iron status and health in menstruating women.[J]. The Cochrane database of systematic reviews,2016,4.

[92] WHO Guideline: Use of multiple micronutrient powders for point-of-use fortication of foods consumed by infants and young children aged 6–23 months and children aged 2–12 years[Z]. Geneva: World Health Organization; 2016.

[93] WHO. Guideline: Use of Multiple Micronutrient Powders for Home Fortification of Foods Consumed by Pregnant Women[Z]. Geneva: World Health Organization; 2011.

[94] WHO.Guideline: Daily iron supplementa on in infants and children[Z]. Geneva: World Health Organizaon; 2016.

[95] WHO.Guideline: Daily iron supplementation in adult women and adolescent girls[Z]. Geneva: World Health Organization;2016.

[96] WHO.Geneva: World Health Organization; 2011. WHO Guidelines Approved by the Guidelines Review Committee[Z]. Guideline: Intermittent Iron Supplementation in Preschool and School-Age Children.

[97] WHO. Guideline: Intermittent iron and folic acid supplementation in non-anaemic pregnant women[Z]. Geneva, World Health Organization, 2012.

[98] WHO. Guideline: Iron supplementation in postpartum women[Z]. Geneva: World Health Organization; 2016.

[99] WHO. Guideline: Intermittent iron and folic acid supplementation in menstruating women[Z]. Geneva, World Health Organization, 2011.

[100] 王丽娟，霍军生，孙静，等.营养包对汶川地震后四川省理县 6~23 月龄婴幼儿干预效果研究 [J]. 卫生研究，2011（1）：61-64.

[101] 徐增康，王林江，常锋，等.地震灾区宁强县 6~24 月龄婴幼儿营养干预效果研究 [J]. 中国儿童保健杂志，2012，20（8）：728-730.

[102] 王玉英，陈春明，贾梅，等.辅助食品补充物对婴幼儿贫血的影响 [J]. 卫生研究，2004，33（3）：334-336.

[103] 张倩男，孙静，贾旭东，等.营养包对我国婴幼儿营养干预效果的 Meta 分析 [J].2015，44（6）：970-977.

[104] BHUTTA ZA, DAS JK, RIZVI A,et al. Evidence-based interventions for improvement of maternal and child nutrition: what can be done and at what cost?[J] Lancet. 2013 ,382（9890）:452-477.

[105] HAZAVEHEI SM , JALILI Z, HEYDARNIA AR, et al .Application of the PRECEDE model for controlling iron-deficiency anemia among children aged 1-5 ,Kerman [J].Iran .Promot Educ , 2006 , 13（3）:173-177 .

[106] 岳瑞芝 . 健康教育对预防学龄前儿童贫血的效果评价 [J]. 护理研究，2005，19（30）：2766.

[107] WEI Y L, HUO J S, SUN J, et al. The Role of Nutrition Education in The Promotion of Iron Fortified Soy Sauce in China[J]. Biomedical and Environmental Sciences. 2016; 29（11）: 840-847.

[108] GIRARD AW, OLUDE O. Nutrition education and counselling provided during pregnancy: effects on maternal, neonatal and child health outcomes[J]. Paediatr Perinat Epidemiol. 2012 Jul;26 Suppl 1:191-204.

[109] GULANI A, NAGPAL J, OSMOND C, et al. Effect of administration of intestinal anthelmintic drugs on haemoglobin: Systematic review of randomised controlled trials[J]. BMJ. 2007; 334（7603）:1095.

[110] ABALOS E. Effect of timing of umbilical cord clamping of term infants on maternal and neonatal outcomes: RHL commentary [M]（last revised: March 2, 2009）. The World Health Organization Reproductive Health Library. Geneva,Switzerland: World Health Organization; 2009.

[111] ANDERSSON O, HELLSTROM-WESTAS L, ANDERSSON D, et al. Effect of delayed versus early umbilical cord clamping on neonatal outcomes and iron status at 4 months: A randomized controlled trial[J]. BMJ. 2011;343:d7157.

[112] 陈香美，孙雪峰，蔡广研. 重组人促红细胞生成素在肾性贫血中合理应用的专家共识 [J]. 中国血液净化，2007，6（8）：440-443.

[113] 马军，王杰军，张力，等 .EPO 治疗肿瘤相关性贫血中国专家共识（2010-2011 版）[J]. 临床肿瘤学杂志，2010，15（10）：925-936.

[114] 中华医学会. 维生素矿物质补充剂在营养性贫血防治中的临床应用：专家共识 [J]. 中华临床营养杂志，2013，21（5）：316-319.

[115] 中国医师协会肾内科医师分会肾性贫血诊断和治疗共识专家组. 肾性贫血诊断与治疗中国专家共识（2014 修订版）[J]. 中华肾脏病杂志，2014，30（9）：712-716.

[116] 王莉君，袁伟杰. 关于肾性贫血治疗相关指南与共识回顾 [J]. 中国血液净化，2018，17（1）：1-5.

[117] 中华医学会血液学分会红细胞疾病（贫血）学组. 获得性纯红细胞再生障碍诊断与治疗中国专家共识（2015 年版）[J]. 中华血液学杂志，2015，36（5）：363-366.

[118] 周宗科，翁习生，向兵，等. 中国髋、膝关节置换术加速康复——围术期贫血诊治专家共识 [J]. 中华骨与关节外科杂志，2016，9（1）：10-15.

[119] 付蓉. 再生障碍性贫血诊断与治疗中国专家共识（2017 年版）[J]. 中华血液学杂志，2017，38（1）：1-5.

[120] 中华医学会血液学分会红细胞疾病（贫血）学组. 自身免疫性溶血性贫血诊断与治疗中国专家共识（2017 年版）[J]. 中华血液学杂志，2017，38（4）：265-267.

[121] California Department of Health Care Services. Integrated Systems of Care Division Child Health and Disability Prevention Program[Z]. Health Assessment Guidelines: Guideline 16. 2017, 1-12.

[122] NIHAL Ö. Iron deficiency anemia from diagnosis to treatment in children[J]. Turkish Archives of Pediatrics. 2015, 50: 11-9.

[123] FRIEDMAN A J , SHANDER A , MARTIN S R , et al. iron status and health in menstruating women.[J]. The Cochrane database of systematic reviews,2016,4:342-353.

[124] NIELE SM, MARIA SF. Challenges in the diagnosis of iron deficiency anemia in aged people[J]. Rev Bras Hematol Hemoter. 2017,39（3）:191–192.

[125] 李大锦，王汝珍. 酱油的历史与发展（连载一）[J]. 上海调味品，2004，（01）：35.

[126] 杨顺江，曾湃，汪洋. 我国调味品行业的现状及发展 [J]. 中国食物与营养，2003（1）：33-34.

[127] 卫祥云. 中国调味品业发展现状及展望 [J]. 中国调味品，2003（3）：3-6，9.

[128] 丁晨芳. 国外强化食品发展及对我国的启示 [J]. 中国食物与营养，2005（11）：51-54.

[129] 翟凤英，等. 中国营养工作回顾 [M]. 北京：轻工业出版社，2005.

[130] STROUP D F, BERLIN J A, MORTON S C, et al. Meta-analysis of observational studies in epidemiology: a proposal for reporting. Meta-analysis Of Observational Studies in Epidemiology（MOOSE）group[J]. JAMA, 2000,283（15）:2008-2012.

[131] TEAM R D C. R:A language and environment for statistical computing. R Foundation for Statistical Computing,Vienna,Austria[EB/OL]. [1216]. http://www.R-project.org.

[132] G S. META:meta-analysis[EB/OL]. [1216]. http://CRAN.R-project/package=meta.

[133] 杨博文，陈欣，孙皓，等．网状 Meta 分析中敏感性分析和一致性分析在 R 软件中的实现 [J]. 中国循证医学杂志，2015，15（1）：99-102.

[134] 陈桃荣，龚巧珠，龚勤．南昌市女中学生血液铁代谢状况研究 [J]. 江西医药，2007，42（11）：1059-1060.

[135] 陈子松，申屠飞兰．609 例孕妇妊娠期贫血情况调查与分析 [J]. 浙江医学教育，2006，5（4）：60-62.

[136] 杨赛娥．福鼎市育龄妇女和孕妇铁缺乏症初步调查 [J]. 海峡预防医学杂志，2003（5）：50-50.

[137] 刘淑萍，邹爱玲，王波，等．沿海地区儿童铁缺乏情况调查 [J]. 实用医药杂志，2004，21（03）：260.

[138] 中国儿童铁缺乏症流行病学调查协作组．中国 7 个月 ~7 岁儿童铁缺乏症流行病学的调查研究 [J]. 中华儿科杂志，2004，42（12）：886-891.

[139] 梁辉．长沙市 500 例 2~6 岁儿童铁缺乏症调查分析 [J]. 广东微量元素科学，1999，6（7）：40.

[140] 陈志刚，杨军，周婷，等．石河子市儿童贫血及铁缺乏的状况调查 [J]. 新疆医学，2002，32（4）：71-72.

[141] 林晓明，唐仪，齐有芳，等．顺义县农村儿童铁状况及隐性缺铁的干预效果 [J]. 中国儿童保健杂志，2001，9（2）：80-82.

[142] 戴珺．0~7 岁儿童血清中微量元素铁、锌含量的检测分析 [J]. 医学临床研究，2008，25（12）：2261-2262.

[143] 刘盛辉，丁学勤，张美玉，等．北京市房山区 617 名小学生铁缺乏症调查 [J]. 中华流行病学杂志，2001，22（3）：187.

[144] 王霞，王泓，陈岚，等．成都市 357 例 6 月 ~6 岁儿童铁缺乏症的流行病学调查 [J]. 现代预防医学，2008，35（14）：2632-2633，2644.

[145] 刘丽杰，赖亚辉，胡志宏，等．吉林市 158 名孕妇缺铁性贫血的营养调查 [J]. 吉林医学院学报（自然科学版），1998（1）：45-47.

[146] 胡洪波，肖梅，王维鹏，等．孕妇铁缺乏状况调查及相关指标的结果分析 [J]. 中国优生与遗传杂志，2008，16（12）：66-67.

[147] 修新红，万爱华，任志伊，等．1314 例育龄妇女缺铁性贫血发病现状调查 [J]. 现代妇产科进展，2003，12（6）：436-438.

[148] 李朋．两校青年女学生缺铁性贫血现况调查及干预试验研究 [D]. 上海：复旦大学，2002.

[149] 张鑫，夏薇，王佳，等．青春期女性幽门螺杆菌感染与缺铁性贫血相关性研究 [J]. 中国学校卫生，2009（3）：62-63.

[150] 王佳，张鑫，夏薇，孙彩虹，张立，王慧，吴坤．青春期女性缺铁性贫血伴幽门螺杆菌感染的相关性及铁干预研究 [A]. 中国疾病预防控制中心达能营养中心．生命发展机遇——窗口期营养——达能营养中心第十二届学术年会会议论文集 [C]. 中国疾病预防控制中心达能营养中心：中国疾病预防控制中心达能营养中心，2009:8.

[151] 史俊霞，韦少云，卢敏，等．5 岁以下流动儿童保健状况分析 [J]. 中国儿童保健杂志，2009，17（6）：713-715.

[152] 江笑娥，伍曼仪．广州市荔湾区 555 例学龄儿童血液锌原卟啉测定结果分析 [J]. 广东微量元素科学，2003，10（1）：42-45.

[153] 马爱勤，高振广，张鲁杰.沂蒙山区学龄前儿童缺铁性贫血状况调查 [A].山东营养学会.山东营养学会营养与疾病学术研讨会论文汇编 [C].山东营养学会：山东省科学技术协会，2006：8.

[154] 王天有，王洛平，张宝元，等.北方四市城区 2~7 岁儿童铁缺乏症流行病学调查及分析 [J].中国实用儿科杂志，2001，16（8）：480-482.

[155] 杨筱青.1300 例儿童血中微量元素及血铅水平对自身健康影响的研究 [D].河南：郑州大学，2008.

[156] 陶玉玲，间锦秀，章卉，等.江西省三区六县孕妇缺铁性贫血调查分析 [J].江西医学院学报，2006，46（4）：202-203，206.

[157] DONG M J, PENG B, LIN X T, et al. The prevalence of dementia in the People's Republic of China: a systematic analysis of 1980-2004 studies[J]. Age Ageing, 2007,36（6）:619-624.

[158] 张天嵩.实用循证医学方法学 [M].长沙：中南大学出版社，2012.

[159] WHITING P，RUTJES A W，REITSMA J B，等.QUADAS 的制定：用于系统评价中评价诊断性研究质量的工具 [J].中国循证医学杂志，2007，7（4）：296-306.

[160] 周波，陈欣，时景璞，等.率的 Meta 分析及软件实现 [J].中国循证医学杂志，2014，14（8）：1009-1016.

[161] 罗美玲，谭红专，周权，等.在 R 软件中实现单个率的 Meta 分析 [J].循证医学，2013，13（3）：181-184，188.

[162] 张娜.近 10 年急性胰腺炎病因变化特点的 Meta 分析 [D].太原：山西医科大学，2016.

[163] 乔静.近 20 年国内外胃癌患者幽门螺杆菌阳性率变化特点的 Meta 分析 [D].太原：山西医科大学，2016.

[164] 中华人民共和国国家卫生和计划生育委员会.中华人民共和国卫生行业标准 人群贫血筛查方法：WS/T 441—2013[S].北京：中国标准出版社，2013：3.

[165] 中华人民共和国卫生与计划生育委员会.中华人民共和国卫生行业标准 人群铁缺乏筛查方法：WS/T465—2015[S].北京：中国标准出版社，2015：3.

[166] 郝小会.中国大陆地区儿童孤独症谱系障碍患病率 meta 分析 [D].重庆：重庆医科大学，2015.

[167] ANDRO M, LE SQUERE P, ESTIVIN S,, et al. Anaemia and cognitive performances in the elderly: a systematic review[J]. Eur J Neurol, 2013,20（9）:1234-1240.

[168] RADLOWSKI E C, JOHNSON R W. Perinatal iron deficiency and neurocognitive development[J]. Front Hum Neurosci, 2013,7:585.

[169] CONGDON E L, WESTERLUND A, ALGARIN C R, et al. Iron deficiency in infancy is associated with altered neural correlates of recognition memory at 10 years[J]. J Pediatr, 2012,160（6）:1027-1033.

[170] BLANTON C A, GREEN M W, KRETSCH M J. Body iron is associated with cognitive executive planning function in college women[J]. Br J Nutr, 2013,109（5）:906-913.

[171] FALKINGHAM M, ABDELHAMID A, CURTIS P, et al. The effects of oral iron supplementation on cognition in older children and adults: a systematic review and meta-analysis[J]. Nutr J, 2010,9:4.

[172] SAWADA T, KONOMI A, YOKOI K. Iron deficiency without anemia is associated with anger and fatigue in young Japanese women[J]. Biol Trace Elem Res, 2014,159（1-3）:22-31.

[173] WHO. Worldwide prevalence of anaemia 1993–2005[G]. Geneva: World Health Organization, 2008.

[174] WHO. Global health risks: Mortality and burden of disease attributable to selected major risk factors[Z]. Geneva: WHO, 2009.

[175] KASSEBAUM N J, JASRASARIA R, NAGHAVI M, et al. A systematic analysis of global anemia burden from 1990 to 2010[J]. Blood, 2014,123（5）:615-624.

[176] LOOKER A C, DALLMAN P R, CARROLL M D, et al. Prevalence of iron deficiency in the United States[J]. JAMA, 1997,277（12）:973-976.

[177] COGSWELL M E, LOOKER A C, PFEIFFER C M, et al. Assessment of iron deficiency in US preschool children and nonpregnant females of childbearing age: National Health and Nutrition Examination Survey 2003-2006[J]. Am J Clin Nutr, 2009,89（5）:1334-1342.

[178] MEI Z, COGSWELL M E, LOOKER A C, et al. Assessment of iron status in US pregnant women from the National Health and Nutrition Examination Survey （NHANES）, 1999-2006[J]. Am J Clin Nutr, 2011,93（6）:1312-1320.

[179] WHO. Iron deficiency anaemia assessment, prevention, and control: a guide for programme managers[G]. Geneva: World Health Organization, 2001.

[180] TERRIER B, RESCHE-RIGON M, ANDRES E, et al. Prevalence, characteristics and prognostic significance of anemia in daily practice[J]. QJM, 2012,105（4）:345-354.

[181] EISELE L, DURIG J, BROECKER-PREUSS M, et al. Prevalence and incidence of anemia in the German Heinz Nixdorf Recall Study[J]. Ann Hematol, 2013,92（6）:731-737.

[182] ASOBAYIRE F S, ADOU P, DAVIDSSON L, et al. Prevalence of iron deficiency with and without concurrent anemia in population groups with high prevalences of malaria and other infections: a study in Cote d'Ivoire[J]. Am J Clin Nutr, 2001,74（6）:776-782.

[183] SCHOLL T O. Iron status during pregnancy: setting the stage for mother and infant[J]. Am J Clin Nutr, 2005,81（5）:1218S-1222S.

[184] SERDULA M K, NICHOLS E K, ABURTO N J, et al. Micronutrient status in Jordan: 2002 and 2010[J]. Eur J Clin Nutr, 2014,68（10）:1124-1128.

[185] 霍军生. 铁强化酱油技术指南 [G]. 北京：中国轻工业出版社，2007.

[186] 魏艳丽，霍军生，孙静，等. 铁强化酱油市场调查 [J]. 中国酿造，2016，35（12）：188-190.

[187] 姚继承，陈来胜. 调味品行业现状与发展趋势分析（Ⅱ）[J]. 中国调味品，2011（06）：24-33.

[188] 毛能. 新生代大学生微消费贷款研究 [D]. 杭州：浙江大学，2016.

[189] 迟少辉. 科学能力视角下中学生的科学态度研究 [D]. 上海：华东师范大学，2016.

[190] 李方. 长沙县农村育龄妇女叶酸营养教育干预效果评价 [D]. 长沙：中南大学公共卫生与预防医学，2014.

[191] 石兴民，周玲，袁网，等. 营养宣教对西安某社区成年人营养知识 - 态度 - 行为的影响 [J]. 西安交通大学学报（医学版），2008（04）：459-461.

[192] 常继乐，王宇. 中国居民与健康状况监测 2010-2013 年综合报告 [M]. 北京：北京大学医学出版社，2016.

[193] 魏艳丽，霍军生，殷继永，等. 2004—2013 年铁强化酱油对我国贫血预防控制作用的评估 [J]. 卫生

研究，2017，46（01）：136-142.

[194] HUO J S, YIN J Y, SUN J, et al. Effect of NaFeEDTA-Fortified Soy Sauce on Anemia Prevalence in China: A Systematic Review and Meta-analysis of Randomized Controlled Trials[J]. Biomed Environ Sci, 2015,28（11）:788-798.

[195] 陈君石. 食物强化在国民营养素质改善中的作用 [J]. 卫生研究，2003，32（z1）：1-2

[196] 艾伦. 微量营养素食物强化指南 [G]. 霍军生，译. 北京：中国轻工业出版社，2009.

[197] 程晓明. 卫生经济学 [G]. 北京：人民卫生出版社，2003.

[198] 戴光强. 医院中药学分册 [G]. 合肥：安徽科学技术出版社，2001.

[199] 李君荣. 健康教育与健康促进教程 [G]. 南京：东南大学出版社，2004.

[200] GIFTTL M J. Behavioral Interventions For Prevention And Control Of Sexually Transmitted Diseases:Cost-effectiveness Analysis.[J]. Medicine, 2007（4）:428-499.

[201] 郑国光. 解读《哥本哈根协议》：凝聚共识构筑新的起点 [J]. 中国应急管理，2010（1）：9-10.

[202] GELLI A, AL-SHAIBA N, ESPEJO F. The costs and cost-efficiency of providing food through schools in areas of high food insecurity[J]. Food Nutr Bull, 2009,30（1）:68-76.

[203] 中华人民共和国国家统计局：数据查询 [OL]. [12 月 5 日].https://data.stats.gov.cn/easyquery.htm?cn=C01

[204] DRUMMOND M F, SCULPHER M J, TORRANCE G W, et al. 卫生保健项目经济学评估方法 [M]. 李士雪，译. 北京：人民卫生出版社，2008.

[205] 中国儿童、孕妇、育龄妇女铁缺乏症流行病学调查协作组. 中国孕妇、育龄妇女铁缺乏症患病率调查 [J]. 中华血液学杂志，2004，25（11）：653-657.

[206] 林晓明，王崝，沈小毅，等. 北京山区学龄儿童铁营养状况及亚临床铁缺乏的干预效果 [J]. 中华预防医学杂志，2003，37（02）：115-118.

[207] 房少华，李燕，谢云飞，等. 昆明城区、大理农村 7 月 ~7 岁儿童铁缺乏调查分析 [J]. 昆明医学院学报，2004（F12）：47-49.

[208] 黄晓雅，阮旦青，张钦碧，等. 乐清市 6 个月 ~13 岁儿童铁缺乏症调查分析 [J]. 中国儿童保健杂志，2008，16（1）：80-82.

[209] 葛辉，周脉耕，于石成，等. 2010 年中国营养缺乏性疾病负担及 20 年间的变化规律 [J]. 中华疾病控制杂志，2015，19（6）：609-613.

[210] 田倩倩. 贫血的经济效应研究 [D]. 郑州：河南工业大学，2014.

[211] 傅罡，赖建强，陈春明. 中国居民 2002 年营养不良及贫血对未来劳动生产力的影响 [J]. 中华流行病学杂志，2006，27（8）：651-654.

[212] ROSS J, CHEN C M, HE W, et al. Effects of malnutrition on economic productivity in China as estimated by PROFILES[J]. Biomed Environ Sci, 2003,16（3）:195-205.

[213] 王盈盈，蔡丽如，陈丽娜，等. 泉州市 6 月 ~7 岁儿童缺铁性贫血流行病学调查 [J]. 中国儿童保健杂志，2004，12（3）：264-266.

[214] 黄玉梅，黄水香，张河满. 三明市区 423 名儿童铁缺乏状况调查 [J]. 海峡预防医学杂志，2005，11（3）：36-37.